らくらくマスター ②

超音波ガイド下中心静脈カテーテル挿入トレーニング

監修
群馬大学大学院病態総合外科学教授
桑野博行

著
群馬大学大学院病態総合外科学准教授
浅尾高行

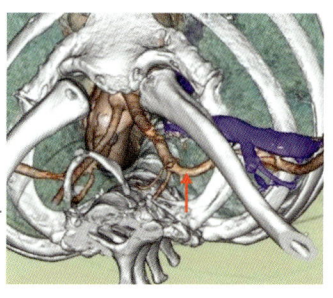
鎖骨下動脈と静脈は併走しない

中外医学社

監修のことば

　中心静脈カテーテル挿入に関してはその歴史は古い．中心静脈ラインはAnbaniacによって1952年に報告されて以来，中心静脈圧測定，肺動脈カテーテル挿入，経動脈的ペーシング，血液浄化療法のルート，血管作動薬ならびに高濃度の投与ラインなど幅広く適応および応用がなされてきたが，何より高カロリー輸液の輸液ラインとして飛躍的に普及してきた．高カロリー輸液は，1932年のHartmannの乳酸ナトリウムを用いた乳酸リンゲル液の開発に端を発した静脈栄養の発展にもとづき，1968年にDudrickらによる高濃度ブドウ糖液をベースにした中心静脈栄養法（TPN）が開発され，経口栄養が十分でない重症患者の長期栄養管理に革新的な飛躍がもたらされ，数多くの改良がなされ今日に至っている．

　そのような経過の中で，中心静脈カテーテル挿入は，その解剖学的に重要臓器すなわち大血管，肺，心臓などvital organが隣接する部位での手技であり，しかも解剖学的目印を目安にした盲目的手技，所謂「landmark法」であったことから，以前は十分な経験を有する医師の手に委ねられていたのが実状であった．しかも，生命を脅かすものも含め多くの合併症が高率に起こりうるものでもあった．

　しかしながら近年は，本手技も多くの若手医師によって行われることが一般的となりつつある．このことは，前述した所謂「landmark法」から超音波ガイド下穿刺法が導入されてさらに顕著となってきた．そのような状況のもと，特に若手医師にとって重篤な合併症も起こり得るこの手技において，臨床の現場における実践的経験学習のみでは十分とは言えず，解剖学的および手技そのものの基礎知識を習得し，さらにシミュレーションによる実際の手技を修練した上で臨床実践に臨むことがきわめて重要であることは言をまたない．そのような今日，本書を世に出すことはまさに時宜を得たものであると言えるであろう．

　本書は「らくらくマスター」シリーズにおける第1編「外科基本手技」に続く，第2編「超音波ガイド下中心静脈カテーテル挿入トレーニング」として，群馬大学大学院病態総合外科　准教授，浅尾高行博士による著書である．浅尾博士の臨床，教育，研究における実績に関しては前書で述べたので繰り返しは避けるが，同氏が，臨床と研究に加え，地道にそして熱意をもって医学生教育，卒後教育に取り組み，試行錯誤を繰り返しながら実践して来た教育法の中での中心静脈カテーテル挿入に関する教育実践の集大成である．

　本手技を「らくらくマスター」する事と同時に，前述した，また本書でも述べられている，時として生命を脅かす合併症の発生を念頭に置いて，正確な解剖の知識と個々の症例におけるその解剖の偏位の可能性も心しつつ，「慎重」かつ「丁寧」に手技を遂行する重要性を付言して，監修の言葉とする．

「やってみて　言って聞かせて　させてみて
　　　　　　褒めてやれねば　人は動かじ」　山本五十六

2011年9月吉日

群馬大学大学院病態総合外科学
教授　桑　野　博　行

はじめに

　CVC（central venous catheterization）は、実臨床において不可欠であるが、侵襲的手技のため一定の頻度で合併症を伴う．目に見えず触診もできない血管に合併症を最小限にカテーテルを留置するため長年工夫が重ねられてきた結果、超音波装置の利用とガイドワイヤーを使用したカテーテル留置法が推奨されるに至った．生検やドレナージなどで行われてきた超音波ガイド下穿刺と異なり、超音波ガイド下CVCには、血管穿刺独特のコツが必要である．超音波を使ったCVCは医療安全の面から推奨されており研修医にも指導することが求められているが、CVCを超音波下に行う手法の歴史が浅いため手探りで習得せざるを得ない現状である．

　CVCに限らず手技の習得には、原理と利点・欠点を理解したうえで効率的なプログラムにしたがってトレーニングを積むのが早道である．本書は、群馬大学附属病院のCVC認定制度における教育事業の一環として企画されたCVCハンズオンセミナーで使用したテキストをもとに、超音波ガイド下CVCの理論とコツを解説した指南書である．ガイド下穿刺であっても針を進めるのは術者の「手」であることにかわりはないので穿刺の基本手技についてもトレーニング法とともに解説した．静止画では理解しにくいポイントは、術者の目線で撮影した動画をダウンロードして役立てていただきたい．

　本書には2種類のインストラクションビデオを用意している．ダウンロードサイトより入手して利用されたい．また、Lesson番号の横の2次元バーコード（QRコード）をiPhoneやiPadの内蔵カメラで取り込むと、該当するLessonのインストラクションビデオをストリーミング動画として見ることもできる．

　本書が安全なCVCの一助になれば幸いである．

　2011年9月吉日

群馬大学大学院病態総合外科学
浅尾　高行

contents 目次

インストラクションビデオの入手方法 ……………………………………………………… v

第1章 CVC 総論 …… 1

- CVC（central venous catheterization）とは …………………………………………… 2
- 中心静脈穿刺と末梢静脈穿刺 …………………………………………………………… 2
- CVC の適応 ………………………………………………………………………………… 2
- リスク評価 ………………………………………………………………………………… 2
- アクセス血管の選択 ……………………………………………………………………… 2
- 血管穿刺法の選択 ………………………………………………………………………… 2
- カテーテルの挿入法の選択 ……………………………………………………………… 3
- マキシマル・バリア・プリコーションと施行場所 …………………………………… 3
- 挿入に伴う主な合併症 …………………………………………………………………… 4
- 合併症の予防と早期対応 ………………………………………………………………… 4

第2章 超音波装置による血管の描出 …… 5

Section 2.1 血管描出のトレーニング ……………………………………………… 6
- Lesson 1　プローブの持ち方と調整法 ………………………………………………… 6
- Lesson 2　プローブの操作法 …………………………………………………………… 10
- Lesson 3　スキャン方向の補正 ………………………………………………………… 13
- Lesson 4　プローブの回転角の補正 …………………………………………………… 15

Section 2.2 内頸静脈の描出 ………………………………………………………… 17
- Lesson 5　内頸静脈の描出 ……………………………………………………………… 17

Section 2.3 鎖骨下静脈の描出 ……………………………………………………… 20
- Lesson 6　鎖骨下静脈の描出の実際 …………………………………………………… 20

Section 2.4 上腕皮静脈の描出 ……………………………………………………… 25
- Lesson 7　上腕尺側皮静脈の描出 ……………………………………………………… 26

i

| Section 2.5 | 大腿静脈の描出 | 28 |

Lesson 8　大腿静脈の描出　28

第3章　超音波ガイド下穿刺　29

Section 3.1　ガイド下穿刺トレーニング　30

Lesson 9　超音波ガイド下穿刺での穿刺法　30
Lesson 10　穿刺距離感覚をマスター　35
Lesson 11　Loss of resistance　36
Lesson 12　ビームに沿った穿刺　37
Lesson 13　プローブ固定法によるガイド下穿刺　43
Lesson 14　針先の追尾　47
Lesson 15　追尾法によるガイド下穿刺　50
Lesson 16　浅い血管の穿刺　短軸法　53
Lesson 17　浅い血管の穿刺　長軸法　55

Section 3.2　超音波ガイド下穿刺の基本　59

Section 3.3　内頸静脈のガイド下穿刺　62

Lesson 18　内頸静脈のガイド下穿刺の実際　62

Section 3.4　上腕皮静脈のガイド下穿刺　66

Lesson 19　上腕尺側皮静脈のガイド下穿刺の実際　67

第4章　超音波を用いたLandmarkの設定と穿刺　71

Section 4.1　超音波Landmarkの設定法トレーニング　72

Lesson 20　短軸スキャンでの超音波Landmarkの設定　72
Lesson 21　長軸スキャンでの超音波Landmarkの設定　73

Section 4.2　Landmark法穿刺トレーニング　76

Lesson 22　長針をまっすぐに穿刺　76

Lesson 23	穿刺角の設定	80
Lesson 24	試験穿刺を用いた穿刺法	82
Lesson 25	鎖骨下静脈穿刺のトレーニング	84

Section 4.3　内頸静脈の Landmark の設定と穿刺　87

| Lesson 26 | 超音波を用いた内頸静脈の Landmark の設定と穿刺 | 87 |

Section 4.4　鎖骨下静脈の Landmark の設定　89

| Lesson 27 | 超音波を用いた鎖骨下静脈の Landmark の設定の実際 | 89 |

Section 4.5　鎖骨下静脈の穿刺　93

| Lesson 28 | 試験穿刺を用いた鎖骨下アプローチの実際 | 93 |

Section 4.6　Landmark 法による上腕皮静脈穿刺　103

| Lesson 29 | Landmark を利用した上腕尺側皮静脈穿刺の実際 | 103 |

第5章　セルジンガー法　107

Section 5.1　セルジンガー法トレーニング　108

| Lesson 30 | ガイドワイヤーの操作 | 109 |
| Lesson 31 | ダイレーターとカテーテルの操作 | 114 |

Section 5.2　セルジンガー法の実際　117

| Lesson 32 | PICC でのセルジンガー法の実際 | 117 |

Section 5.3　シースダイレーターを用いたセルジンガー法　122

| Lesson 33 | 太いカテーテルの挿入法の実際 | 122 |

第6章 CVポート造設　125

Lesson 34　ポート造設法の実際 …………………………………………………… 126

第7章 トレーニング用教材の作成法　131

◆

■文献 ……………………………………………………………………………………… 135

Attention! まずはじめにお読みください!!
インストラクションビデオの 入手方法

■ インストラクションビデオとは？

本書で解説している手技を**インストラクションビデオ**として動画（**MPEG-4** 形式，拡張子 **.mp4**）にしました．これらはパソコンやスマートフォン，タブレット端末上で再生することができます．

免責事項 この項にて説明しているデータを利用され生じた結果については，著者および版元とも一切の責任を負いかねます．ご了承の上データをご利用ください．

■ 動画閲覧方法

インストラクションビデオは，以下の 2 種類の方法で閲覧できるようになっています．再生目的/お手持ちの再生環境に合わせて使い分けてください．

> **方法❶：テーマ別ダウンロードビデオを利用する**
> トレーニングやアプローチ法別に系統的にまとめたビデオです．パソコンにダウンロードして再生が可能です．また，パソコンから iTunes 経由で iPhone/iPod touch/iPad に転送[※1]したり，機種に応じた方法で Android スマートフォン[※2]に転送して，どこでも学ぶことができます．
>
> **方法❷：Lesson 別ストリーミング画像を利用する**
> Lesson 番号の横の QR コードをカメラ付き iPhone/iPod touch/iPad で取り込むことで，その Lesson の内容をストリーミング画像としてみることができます[※3]．動画を参考にしながら本文を読み進めることで，より理解を深めることができます．

※1 古い機種や特殊なシステム/アプリケーション環境では再生できない場合があります．
※2 480 × 320 ピクセルの MPEG-4 ファイルが再生できる環境が必要です．また，再生環境があっても，機種によっては再生できないことがあります．その場合は PC 上での再生をお試しください．
※3 OS バージョン/ハードウェア環境/ソフトウェア環境が機種ごとに大きく異なるため，Android スマートフォンではストリーミング再生ができない場合があります．試される場合は読者の責任において試されるようお願いいたします．また，再生できない場合は，❶の方法で PC よりファイル転送し再生するか，PC 上での再生をお試しください．

方法❶ テーマ別ダウンロードビデオを利用する

1）ファイルのダウンロード

ダウンロードビデオには，デスクトップ/ノート/iPad などでの閲覧に適した**高解像度ファイル**（解像度 640 × 480 ピクセル）と，iPhone/iPod touch/Android スマートフォンなどで使える**低解像度ファイル**（解像度 480 × 320 ピクセル）を用意しています．これらのファイルは，**表 1** のようなダウンロ

Attention! インストラクションビデオの入手方法

ードURLをブラウザに入力することでダウンロードできます．ファイルはすべて.zip形式となっているので，お手持ちの閲覧環境に合ったファイルをダウンロード後，解凍してください．

ダウンロードに必要な**ユーザ名**は「**rakuraku2**」，**パスワード**は「**master**」です（半角英数字）．

ダウンロードした.zipファイルを解凍してできる「Win_Mac_iPad_etc」「iPhone_etc」フォルダ内には，それぞれ**表2**のような.mp4ファイルが格納されています．どちらのフォルダの中身も**動画の内容は同じ**で，ファイルの解像度が異なるだけです（前頁参照）．

表1　ダウンロードするファイルのURLおよび解凍後にできるフォルダ名一覧

高解像度ファイルのダウンロードURL	ファイル名	解凍後のフォルダ名
https://www.chugaiigaku.jp/rakuraku/ALL_L.zip	ALL_L.zip	「Win_Mac_iPad_etc」フォルダ

低解像度ファイルのダウンロードURL	ファイル名	解凍後のフォルダ名
https://www.chugaiigaku.jp/rakuraku/ALL_S.zip	ALL_S.zip	「iPhone_etc」フォルダ

■注意：
1) ダウンロードURLは半角英字で，大文字/小文字をきちんと区別して入力してください．
2) ファイルサイズが大きいため，ダウンロード環境によってはダウンロードに時間がかかることがあります．
3) .zipファイルのダウンロードが始まらず，ブラウザに.zipファイルの中身の文字列が表示されてしまう場合は，ブラウザでの読み込みが完了したのち，ブラウザの「別名で保存…」などのメニューから表1に示すファイル名（ALL_L.zip / ALL_S.zip）をつけて保存し，解凍してください．

表2　「Win_Mac_iPad_etc」「iPhone_etc」フォルダ内のファイル名一覧

1. 血管の描出トレーニング.mp4
2. 穿刺基本手技トレーニング.mp4
3. ガイド下穿刺トレーニング.mp4
4. Landmark法穿刺トレーニング.mp4
5. セルジンガー法トレーニング.mp4
6. ポート造設法.mp4
7. 内頸静脈アプローチ.mp4
8. 鎖骨下静脈アプローチ.mp4
9. 上腕皮静脈アプローチ.mp4

上記の動画ファイル名は，本文の**ビデオマーク**　に対応しています．本文にビデオマークがある箇所に記されたファイル名の動画を再生することで，そのLessonの内容にあったインストラクションビデオをみることができます．

Lesson 21　長軸スキャンでの超音波Landmarkの設定

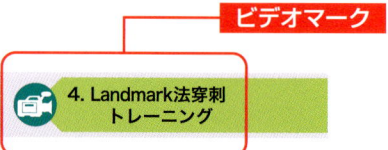
ビデオマーク
4. Landmark法穿刺トレーニング

インストラクションビデオの入手方法　Attention!

2）ファイルの再生

● **Windows/Mac の場合**

ビデオマークのある箇所に書かれた名称と同じ名前のファイルを，MPEG-4 形式（拡張子 .mp4）動画が再生できるプレーヤで再生してください．

Windows の場合は「**QuickTime Player**（http://www.apple.com/jp/quicktime/）」もしくは「VLC media player（http://www.videolan.org/vlc/）」をインストールし，再生するのが簡単です（Windows にプレインストールされている「Windows Media Player」は，標準では .mp4 ファイルの再生に対応していません．別途 MPEG-4 に対応したコーデックのインストールが必要になります）．

Mac の場合は，QuickTime Player がプレインストールされているので，これを使用し再生します．

● **iPhone/iPod touch/iPad など**

Windows/Mac から **iTunes 経由でファイルを同期**させる所定の手順にしたがい，ファイルを転送したのち，iPhone/iPod touch ならば，以下のように「**iPod**」アイコン ➡（下部のメニューから）「ビデオ」で転送したファイルがリストに現れるので，それをタッチし再生します．

iPad ならば「**ビデオ**」アイコンをタッチし，現れたリスト内から転送したファイルを選択して再生します．

Android スマートフォンの場合は，その機種に応じた方法で Windows/Mac からファイルを転送し，MPEG-4 再生に対応したアプリケーションで再生します[※4]．

iPhone/iPod touch の場合　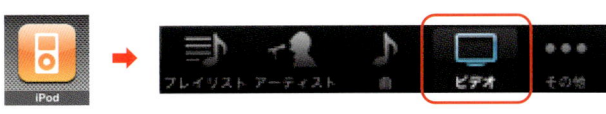

iPad の場合

※4　前述のとおり Android スマートフォンでは，システム環境によっては再生できないことがあります．その場合は PC 上での再生をお試しください．

方法❷　Lesson 別ストリーミング画像を利用する

カメラ付きの iPhone/iPod touch/iPad では，本文中の QR コード を取り込むことで Lesson 内容に該当するストリーミング画像をみることができます．インターネットに接続できる環境が必要です（安定した再生には Wi-Fi 環境を推奨します）．

なお，前述のとおり Android スマートフォンでは動作しない場合がありますので，その場合は PC でのダウンロードビデオをご利用ください．

Attention! インストラクションビデオの入手方法

1) QRコード読み取りアプリケーションのダウンロード

ここではiPadでの操作を例として解説します．

まず，2次元バーコード（QRコード）を読み取るアプリケーションをインストールします．

App storeアイコンをタッチして「Qrafter」を検索し，「Qrafter－QRコードの読取と作成アプリ」（無料）をインストールします．

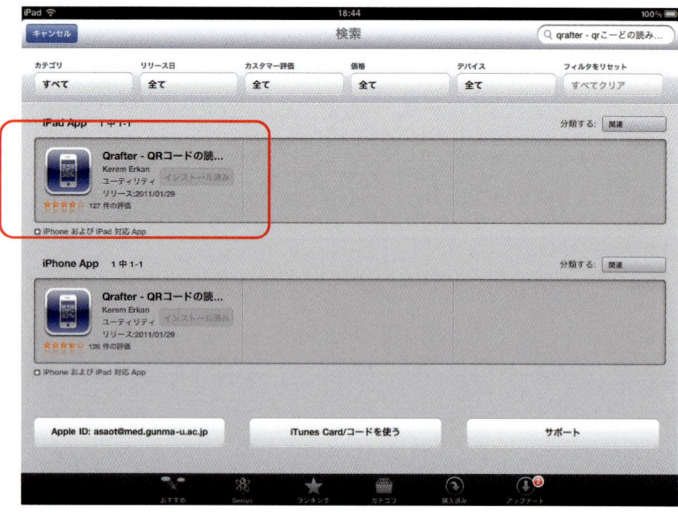

2) QRコードの読み取り

次に，ホーム画面上にできた「Qrafter」アイコンをタッチし，起動します（**A**）．Qrafterが起動したら，カメラのアイコンをタッチし（**B**），読みとりたいQRコードにカメラに近づけます．各Lessonに対応した動画のQRコードは，各Lessonナンバーの左にあります．

QRコードが認識されたら，「URLをSafariで開く」をタッチすると（**C**），**動画が再生**されます．

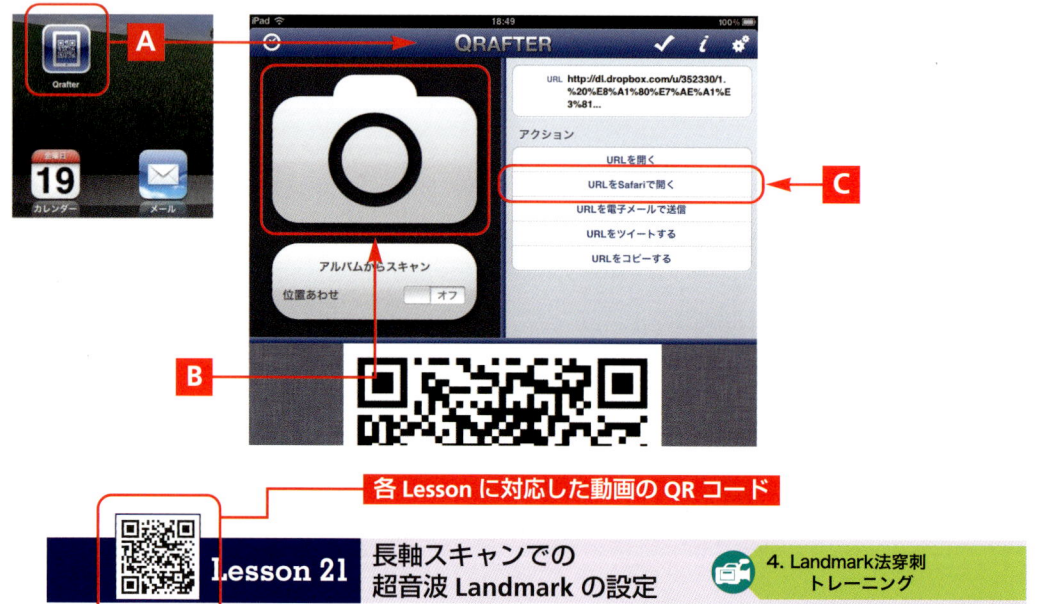

CVC 総論

CVC を行う前に確認しておくべき CVC の適応，穿刺方法の選択，合併症を学ぶ．

第1章　CVC 総論

CVC（central venous catheterization）とは

中心静脈にカテーテルを挿入する手技の総称．臨床上不可欠な手技であるが侵襲的であり，一定の頻度で合併症を伴う．十分な知識と安全確実な手技を身につけておく必要がある．

中心静脈穿刺と末梢静脈穿刺

通常の点滴や採血に用いられる末梢静脈と比べると中心静脈の血管は太い．しかし，中心静脈は深部にあるため，体表からみることも触れることもできない．超音波ガイド下 CVC は，超音波を目の代わりに利用し，合併症の可能性を最小限にしてカテーテルを留置する手技ということができる．

CVC の適応

以下の適応を遵守し不必要な CVC は行わない．

① 他の手段では栄養を確保できない　　⑤ 大量急速輸液・輸血を必要とする場合
② 中心静脈圧の測定が必要な場合　　　⑥ 血液透析などの血液浄化
③ 中心静脈からの薬剤投与　　　　　　⑦ 静脈内血栓を捕捉するための IVC フィルター挿入
④ 末梢血管が確保できない場合　　　　⑧ 心臓ペースメーカーの挿入

リスク評価

緊急性の有無，リスク評価（体型，出血傾向，呼吸障害，意識障害などの有無）を施行前に行う．

アクセス血管の選択

リスク，CVC の目的，術者の技量など考慮し，症例に応じた最も適切なアクセスルートを選択する．そのために複数のアクセス法を習熟しておく必要がある．

① 内頸静脈　　② 鎖骨下静脈　　③ 腋窩静脈　　④ 上肢の末梢静脈（PICC）
⑤ 大腿静脈（緊急時・短期間の留置に限る）

血管穿刺法の選択

1. 超音波ガイド下穿刺

超音波画像で針先をみながら血管を穿刺する方法．超音波用の滅菌されたプローブカバーにプロ

ーブを入れて行う．内頸静脈，腋窩静脈，上腕の静脈の穿刺で用いられる．

2. 超音波装置を用いた Landmark 法

血管穿刺用の超音波装置を用いて，穿刺予定の血管の位置と深さ周囲の重要臓器の位置関係などの情報を元に，安全な穿刺方向を示す目印（Landmark）をマークし，術野の消毒後，Landmark に従って穿刺する方法．

カテーテルの挿入法の選択

1. ガイドワイヤーを用いる方法（セルジンガー法）

血管内にガイドワイヤーを挿入し，ワイヤーに装着したダイレーターで穿刺路を拡張した後，ダイレーターをカテーテルに入れ替えてガイドワイヤーを軸にして挿入する方法（over the guide wire）．ガイドワイヤーの太さにより，セルジンガー法とマイクロニードルセルジンガー法がある．後者は，22G 程度の細い針に通る細径のガイドワイヤーを用いる方法で，血管穿刺からガイドワイヤー挿入までを one step で行うことができる．

2. シースダイレーターを用いた方法

ガイドワイヤーにシース付きのダイレーターを装着し，穿刺路の拡張とシースの挿入を一期的に行う方法．シースを血管に残した状態でワイヤーとダイレーターを抜きシース内にカテーテルを挿入する．太い径のカテーテルや，先端に穴のないカテーテルを挿入する際に用いる．

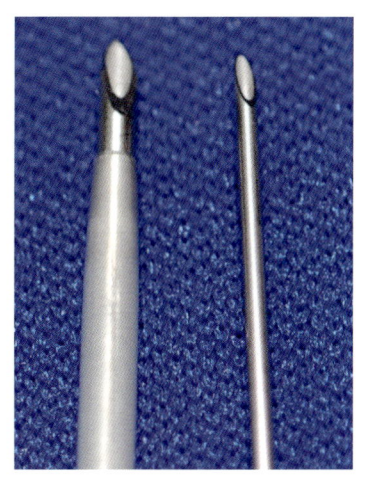

図の左より外筒法の穿刺針（16G），マイクロセルジンガー法（22G）

3. スルーザカニューラ法（外筒法）

カテーテルが中を通る太い外筒をもつカニューラ針で血管を穿刺し，外筒の中にカテーテルを直接挿入する方法．ガイドワイヤーの操作がなく簡便な反面，穿刺針が太いため穿刺に伴う合併症が生じた時には損傷が大きい．またカニューラから空気が流入し空気塞栓を起こす危険性が高いことから推奨されていない．

マキシマル・バリア・プリコーションと施行場所

手術室などの清潔操作が可能な場所での施行が望ましい．手術に準じたガウンテクニックを行う．

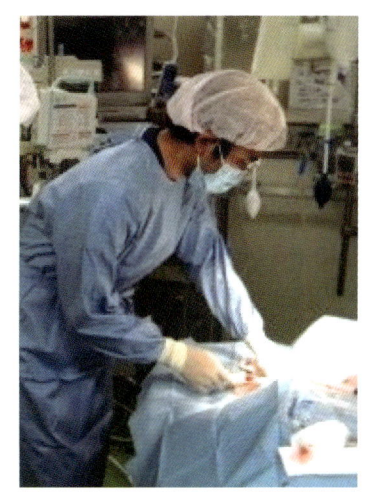

挿入に伴う主な合併症

1. 気胸
　胸痛と吸気障害で疑われ，胸部X線検査で診断される．遅発性に生じることもある．鎖骨下静脈アプローチでは他の部位に比べて発生頻度が高いので，リスク評価で呼吸障害がある場合や陽圧呼吸時には他のアプローチを考慮する．

2. 動脈穿刺
　動脈血の逆流で明らかとなるが，血圧の低下や酸素飽和度が低い時に動脈血か静脈血か区別できないことがある．その場合には，点滴用の延長チューブを接続し水柱圧を測定して鑑別する．20cmH$_2$Oは15mmHgに相当するので，動脈血の時には延長チューブより血液はあふれる．動脈穿刺に対しては，針を抜いて10分間の圧迫止血で対応するが，出血傾向がある場合や圧迫ができない部位での出血では重篤となることもある．

3. カテーテルの迷入
　中心静脈内にカテーテルの先端がない状態．滴下の不良や抵抗なく血液の逆流が引けないことで疑われ，透視や造影で確認される．

合併症の予防と早期対応

　合併症は，夜間の施行で2倍，50例以下の経験者では2倍，3回以上の穿刺を必要とした場合には6倍の頻度で発生することが報告されている．穿刺に伴う合併症の危険が高いと判断された場合には，PICC（末梢からの中心静脈カテーテルの挿入法）が適応となる．
　CVCに伴う合併症の中には，穿刺後しばらくしてから発生する「遅発性」の合併症がある．CVC後には，患者の症状，状態の観察を怠らないようにし，合併症を早期に発見して対処する．

第2章 超音波装置による血管の描出

Chapter 2 — Ultrasound Visualization of Vessel

血管穿刺用超音波装置の操作法と各アプローチ血管の描出法を訓練する．

第2章 超音波装置による血管の描出

Section 2.1
血管描出のトレーニング

 **Lesson 1** プローブの持ち方と調整法 1. 血管の描出トレーニング

トレーニング方法 *Training Methods*

▶ 超音波用のパッドを用いてプローブ操作のトレーニングを行う．

● プローブの持ち方

左手1-3指でプローブを保持する．4, 5指は皮膚に固定する．

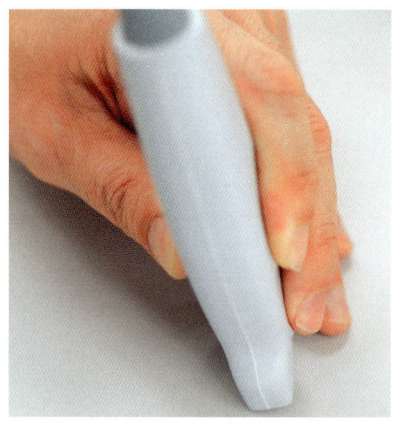
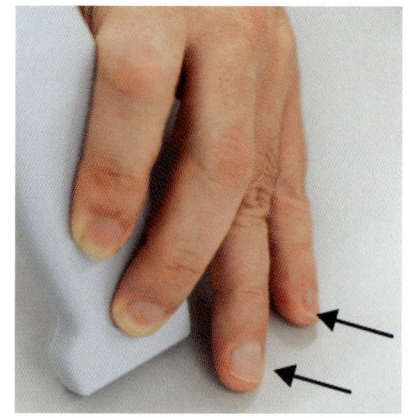

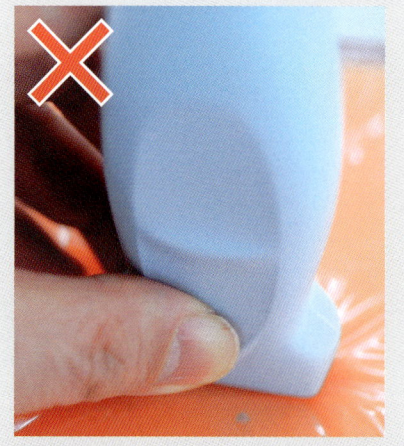
親指が穿刺のじゃまになる

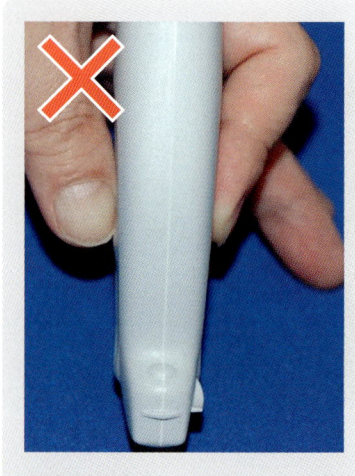
固定が不安定

2.1 ◆ 血管描出のトレーニング

●プローブの左右の確認法

片側を浮かして画像の途切れる方向で確認する．
プローブの右側が画面に向かって右になるようにする．

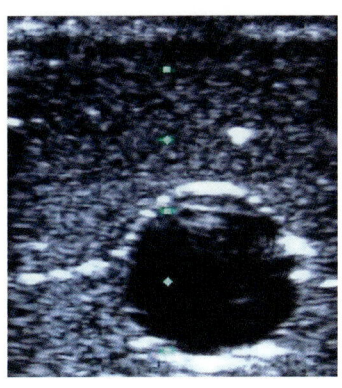 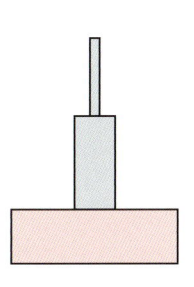 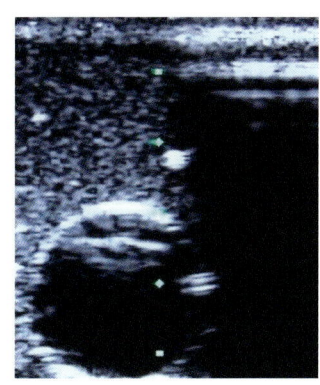 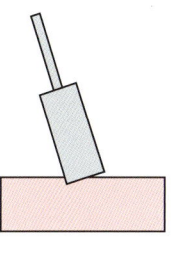

●プローブの連続固定

　腹部超音波検査ではプローブを皮膚に押しつけるように密着させて使用するが，血管の描出で同様の操作をすると目的の静脈は押つぶされてみえなくなる．皮膚に圧力がかからないようにプローブを浮かせる感じで皮膚につけてスキャンする．この圧迫による静脈の変形は動脈と静脈との鑑別に用いられる．皮膚面は必ずしも水平とは限らないが，プローブが視線方向に対して左右に傾いていると正確な穿刺ができない．術者の体の正中線とプローブの正中を一致させ，常にプローブを正面視するように固定する．

●超音波装置の深度選択（Depth の調節）

　周囲の重要構造物の確認には深い深度を選択する（左図）．深度を深くしても横方向はプローブの幅しかみることはできないので，左右に移動して確認する必要がある．穿刺する際には血管穿刺点（血管の前壁）が画面の中程よりも深い位置にくるように深度を変更する．また，右側の目盛りから距離ガイド（正中の点線）の間隔を確認しておく．

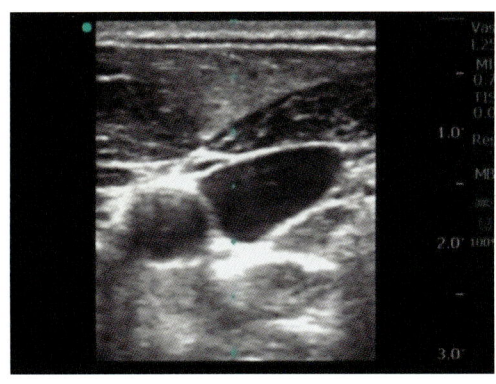 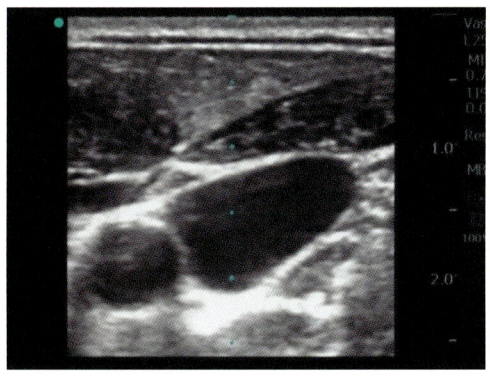

●超音波装置のGain（コントラスト）の調節

Gainは針先の検出力に影響を与える．Gainが高すぎると針先が区別しにくい．

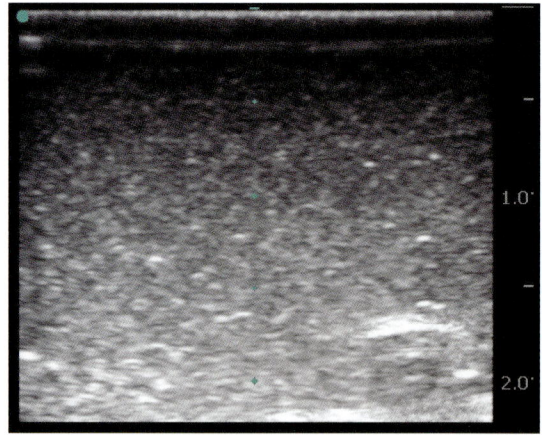

低すぎると針による高エコー像は検出しやすくなるが，針に押された組織の微妙な画像の変化を検出することは難しくなる．

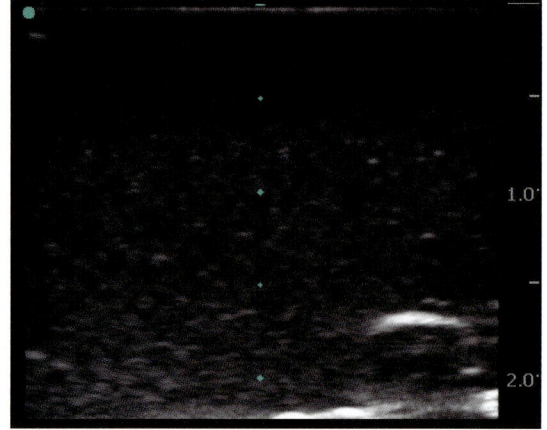

穿刺路が均一に「グレー」にみえるように調節する．

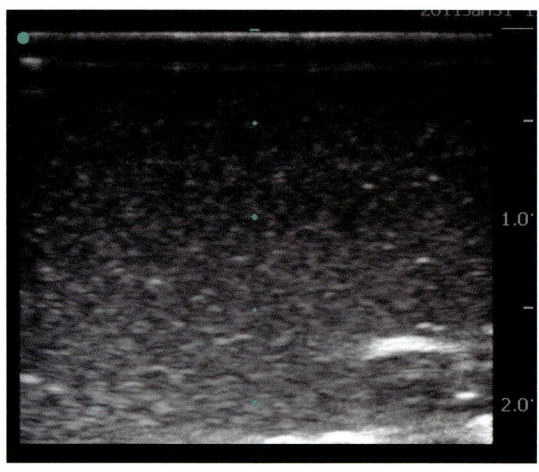

2.1 ◆血管描出のトレーニング

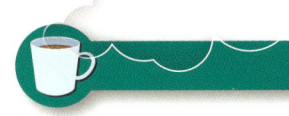

コラム＊COLUMN

腹部用の超音波装置とはみている範囲が異なる

　腹部や心臓用の超音波診断装置に慣れた術者が，血管穿刺用の超音波装置を使用して穿刺すると，深部にまで穿刺してしまう傾向がある．これは，血管穿刺用のエコーの拡大率に不慣れなためと思われる．イメージとして腹部や心臓用の超音波装置ではハガキの大きさの範囲を観察しているのに対して，血管穿刺用の装置では切手程の範囲を拡大してみている．

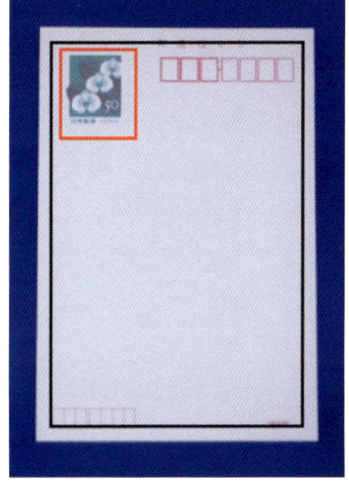

第 2 章　超音波装置による血管の描出

Lesson 2　プローブの操作法

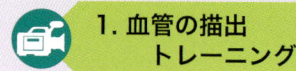

3種類の超音波プローブの走査方法をトレーニングする．

① 平行移動させる，Sweep（黒）
② 皮膚接地部を中心に傾ける，Swing（赤）
③ プローブの長軸を中心に回転する，Rotation（青）

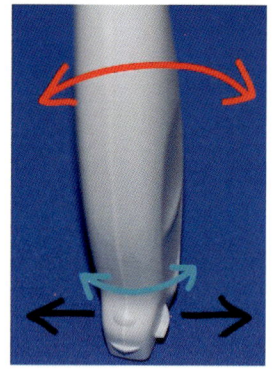

●平行移動の方法

1-3指でプローブを固定．4-5指で手を皮膚に固定する．
3と4指を二等辺三角形の2辺にして，パンタグラフのような動きで平行移動させる．

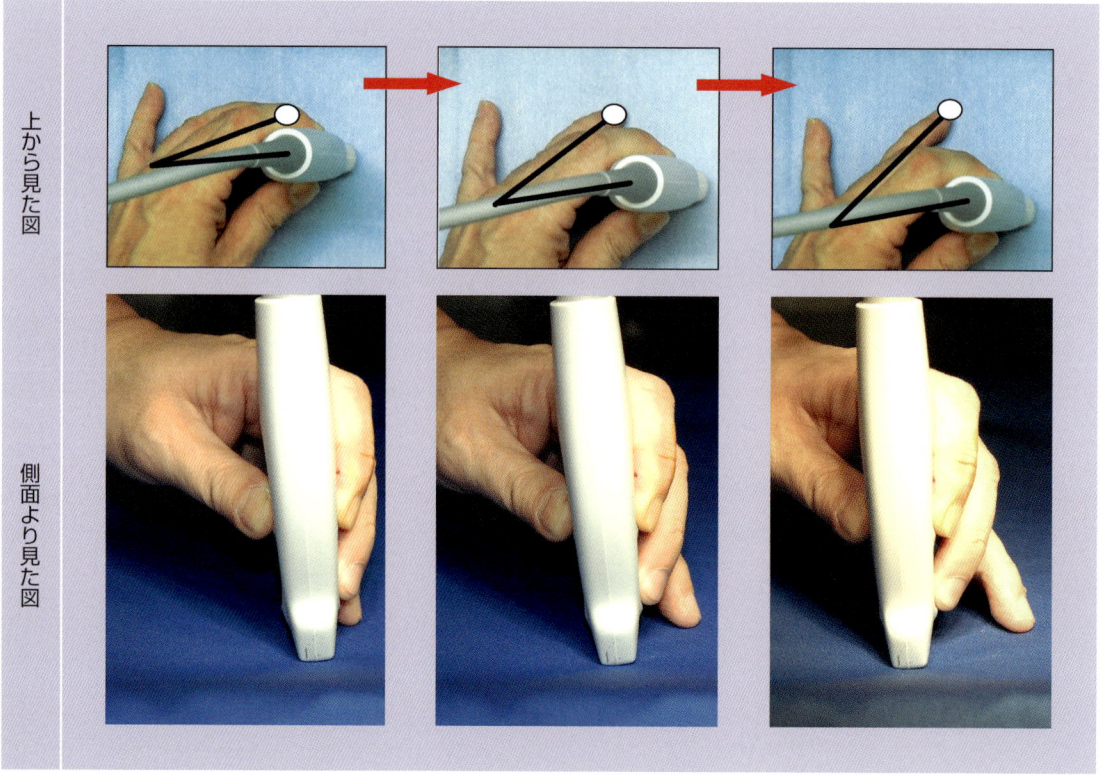

上から見た図

側面より見た図

2.1 ◆血管描出のトレーニング

＊ここがポイント＊

血管軸に沿ってプローブが傾かないように操作する．プローブを平行移動させた時の超音波画像上の血管の位置は変わらない．

  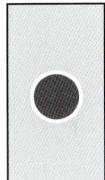

●プローブを傾ける方法

プローブの接地面を固定して手首の回転を使って手全体で傾きの角度を調節する．プローブを手前に傾け，前方をスキャンするのが基本操作である．指先だけで操作すると安定性が悪い．手の形を固定して手首全体でプローブを傾ける．

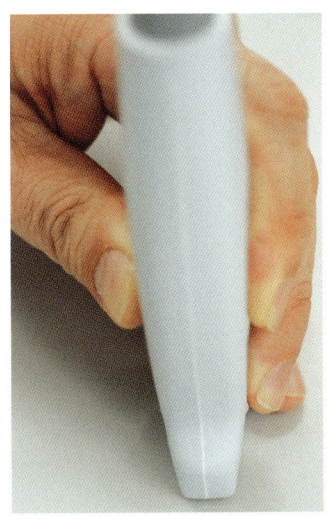 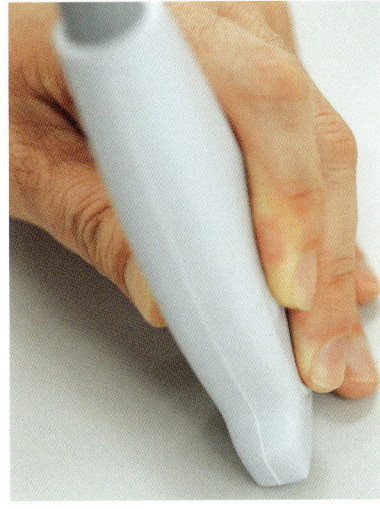 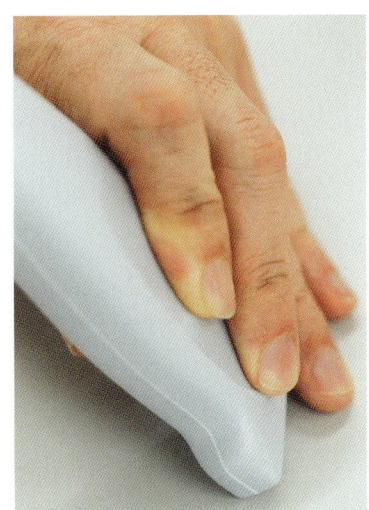

第 2 章　超音波装置による血管の描出

＊ ここがポイント ＊

プローブの傾きと画面上の変化．
超音波画像上の血管像が真っ直ぐ深部方向に移動する．

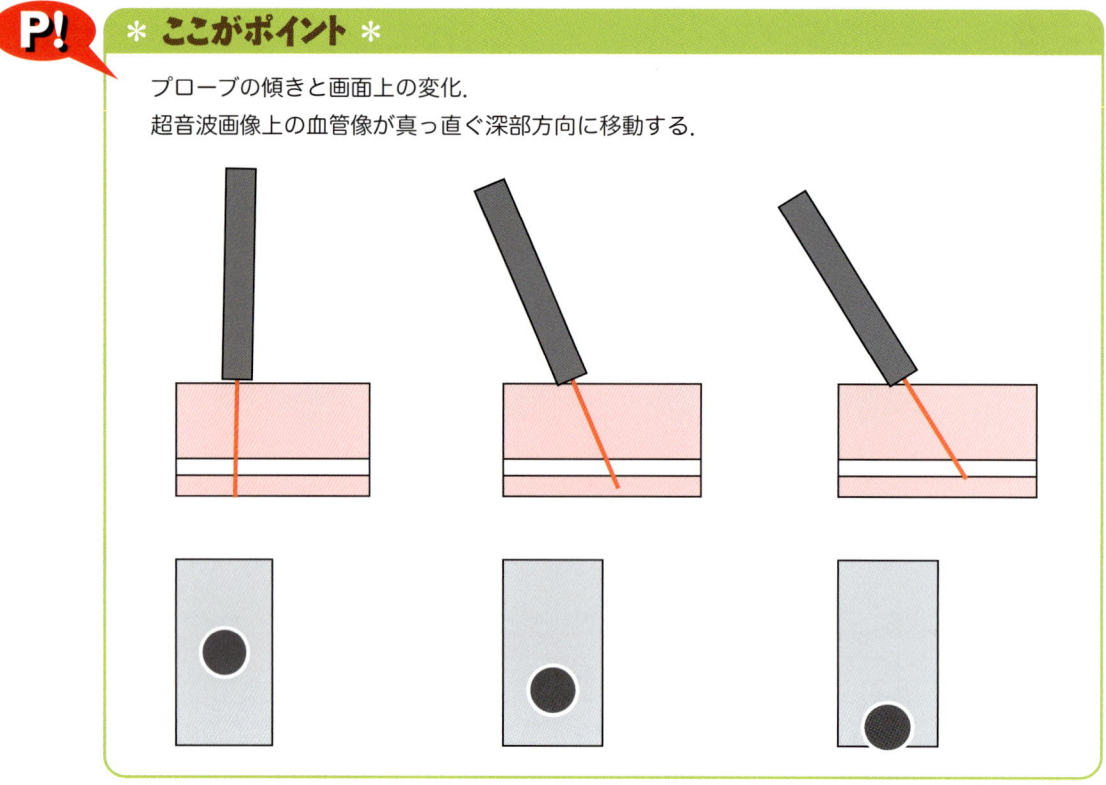

●プローブの回転方法

　手全体でプローブを長軸回転させる．90度回転させて血管に対して短軸から長軸方向のスキャンに切り替える場合や，血管軸とプローブとの角度を微調整する時に用いる（➡Lesson 4，p.15）．

短軸スキャン
（血管を輪切りにする方向）　　　　　　　　　長軸スキャン
　　　　　　　　　　　　　　　　　　　　　（血管軸に沿う方向）

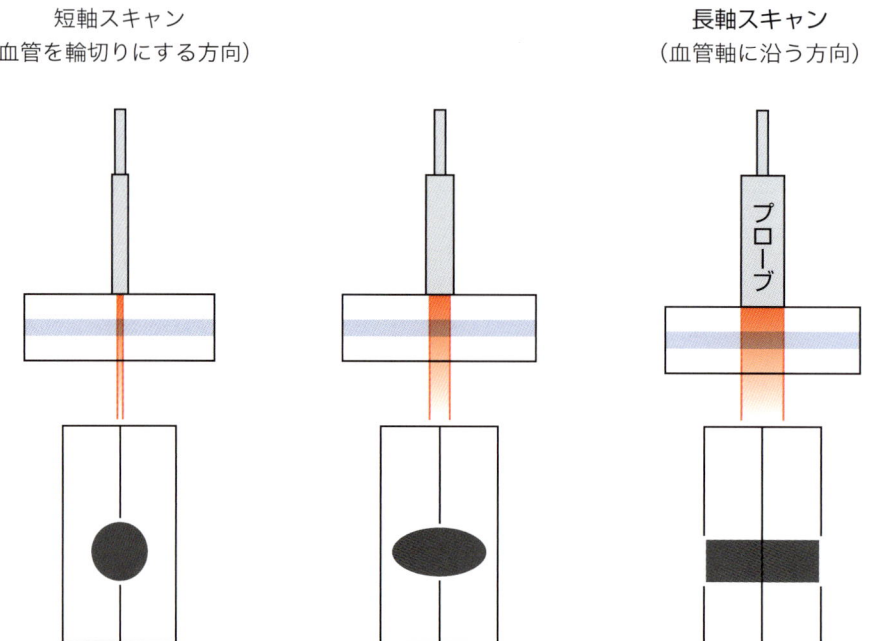

2.1 ◆血管描出のトレーニング

こんな時どうする？ 長軸スキャンに変換すると血管を見失う

■ プローブが傾いている状態で皮膚面に沿って回転操作をすると血管を見失う．皮膚面に垂直にプローブをあてて短軸スキャンで血管を画像の中心に合わせ，プローブの軸を中心に回転させる．

Lesson 3　スキャン方向の補正

 1. 血管の描出トレーニング

血管の横断面の動きに注目しながらプローブを平行移動させる．スキャンする方向を少しずつ変化させ，血管が左右に動かなくなる方向を特定する．

トレーニング方法　　　　　　　　　　　　　　　　　　*Training Methods*

▶ 模擬血管付きパッドを使用して訓練する．模擬血管の走行を推定し，血管軸とスキャン軸を一致させる．

こんな時どうする？ 血管エコーがプローブの平行移動により横に移動する

■ 平行移動の方向と血管の走行がずれている．

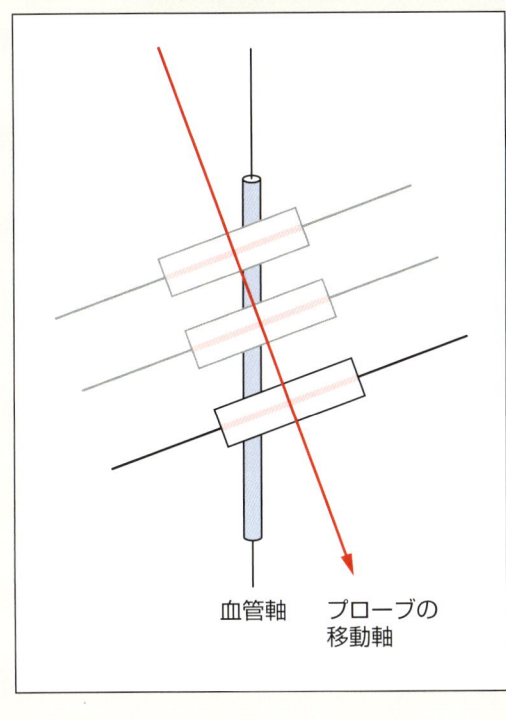

血管軸　　プローブの移動軸

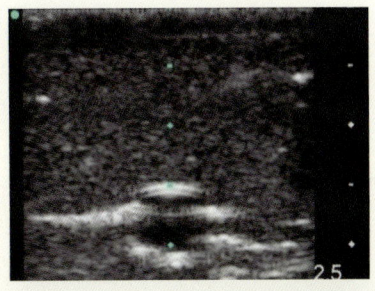

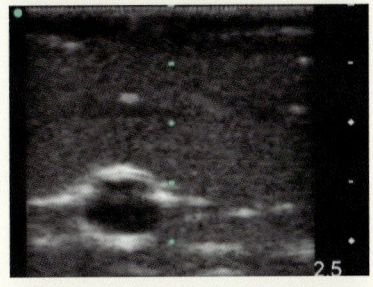

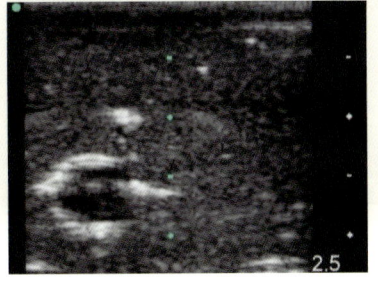

第2章　超音波装置による血管の描出

■プローブの走査方向を血管軸と一致させる．
血管エコーが相対的に動かなければ，プローブの移動軸と血管軸は一致している．

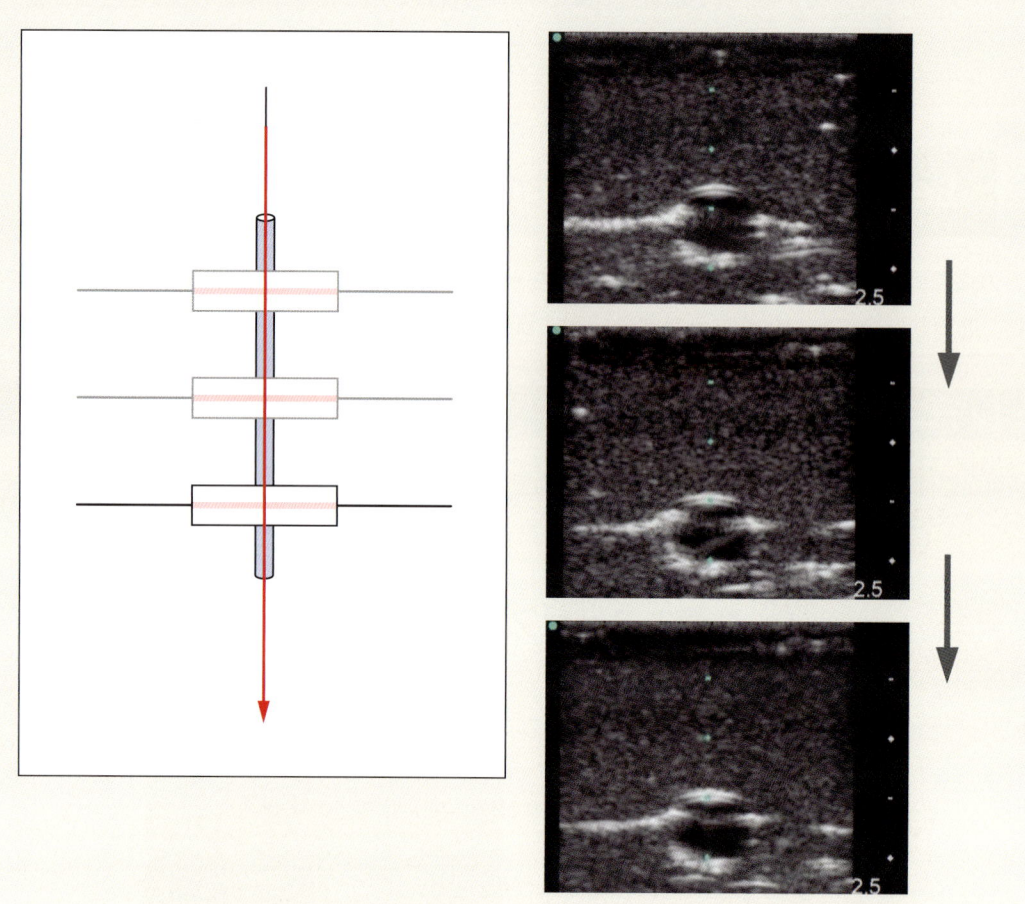

こんな時どうする？　ゲルの中にプローブが埋まっていく

■血管用の超音波プローブは皮膚面を押さえないようにスキャンする．そのためには，接地面が軽く皮膚に接する程度にプローブを持ち上げておく必要がある．左手第4，5指はプローブを支える台の役割をしている．

Lesson 4　プローブの回転角の補正

1. 血管の描出
トレーニング

　プローブを傾けると血管が中心から外れて行く時にはプローブの回転角の調節が必要である．プローブの接地面の軸と血管軸との角度（α）が直角になるように回転角を調節する．

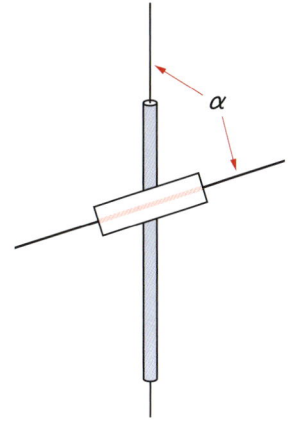

●回転角の調整方法

　接地面を固定した状態でプローブを傾けてスキャン面を扇状に前方に移動させて，血管エコーの移動方向から α を推定する．

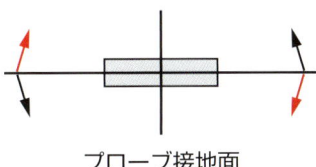

プローブ接地面

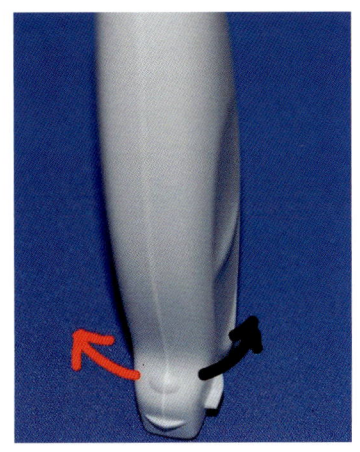

第2章 超音波装置による血管の描出

こんな時どうする？ プローブを手前に倒すと血管像が正中を外れて左下方に移動する時

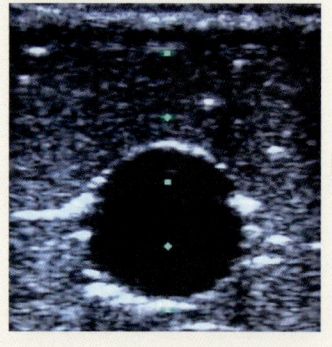 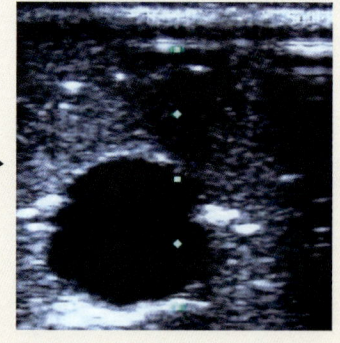 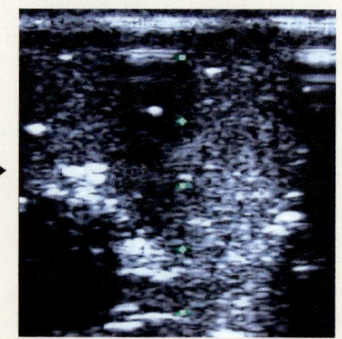

■ 接地面の軸が血管軸と直交していない（図A）．

■ 反時計回りに回転角を調整する．血管軸と直交するようになれば，プローブを傾けることで血管断面は正中線上を下方に移動するようになる（図B）．

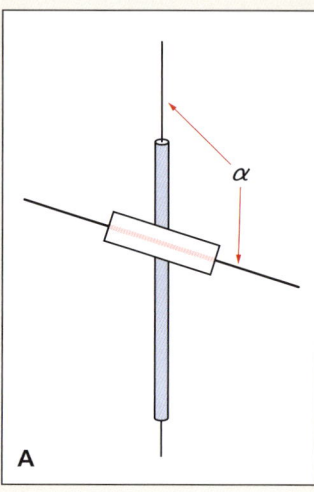 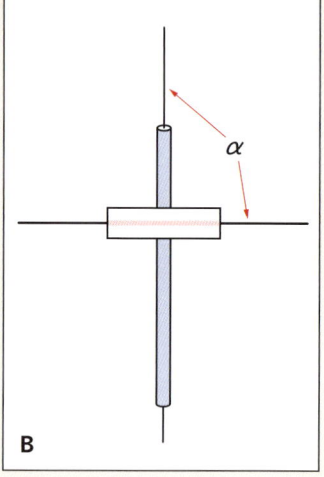

A α＞90度

B α＝90度

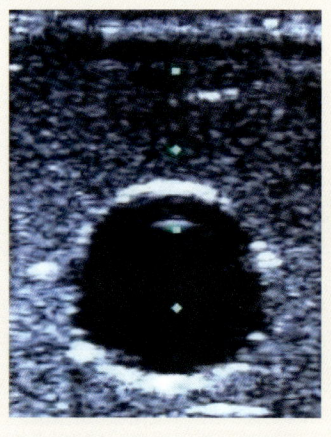 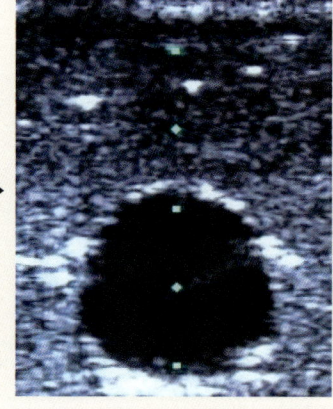 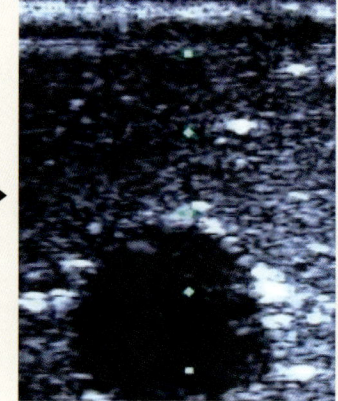

Section 2.2
内頸静脈の描出

　内頸静脈は血管径が太く，皮膚からの深さは 10mm 程度でアプローチ経路が短かく超音波で容易に同定穿刺できる．内頸動脈が併走し，また穿刺方向が縦隔に向かう方向になるので超音波を使って周囲の安全を確認し，穿刺部位と方向を決める．

Lesson 5　内頸静脈の描出　　　　**7. 内頸静脈アプローチ**

血管の走行方向，深度，周囲の構造物を観察し，安全な穿刺点と穿刺方向を定める訓練を行う．

トレーニング方法　　　*Training Methods*

▶ 研修者間でお互いに内頸静脈を描出する．

❶ 顔をやや左に向けた体位にて頭側からアプローチする．右胸鎖乳突筋上で拍動する内頸動脈（A）の外側を走行する内頸静脈（V）を同定する．

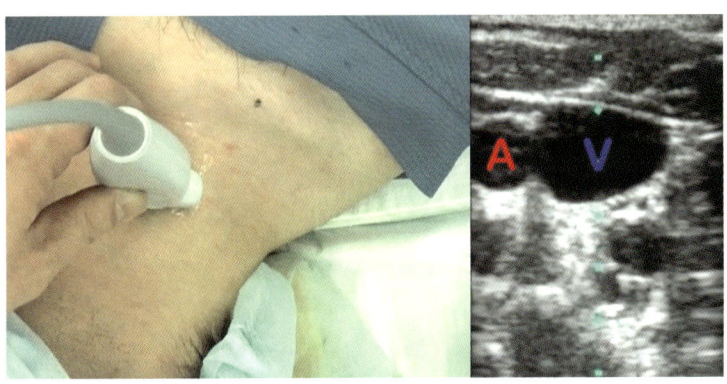

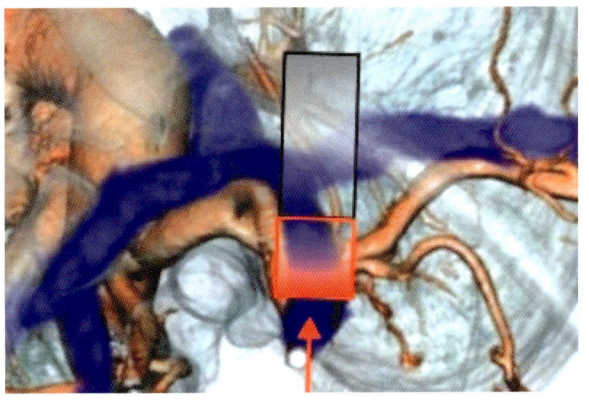

術者の目線方向からみた 3D と超音波スキャン

❷ 息を吸って止めさせること（バルサルバ法）による静脈の拡張（図A～図C）とプローブの圧迫による変形（図D～図F）を確認する．心臓に近い部位では静脈も拍動するので注意．

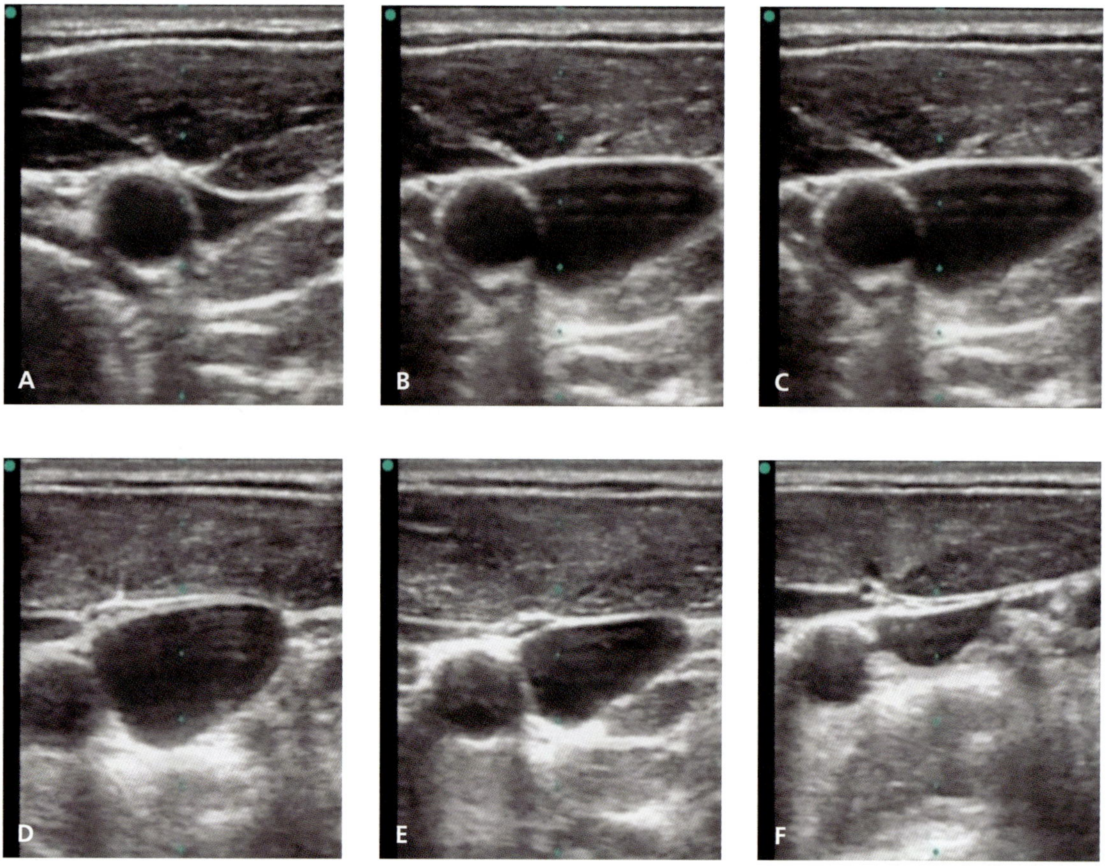

❸ プローブを平行移動させて血管の走行方向を確かめる．内頸静脈がプローブ操作で画面の位置が変化しない方向を確認する．

❹ 鎖骨の近くでプローブを手前に傾け内頸静脈（V）の深部を横走する鎖骨下動脈（SA）を確認し，この位置より手前を血管穿刺部とする．

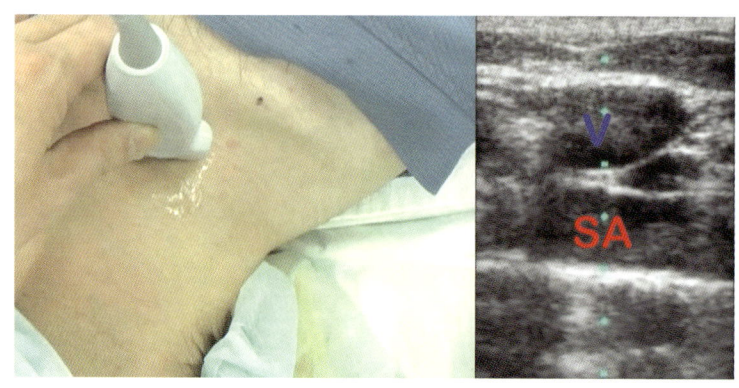

2.2 ◆ 内頸静脈の描出

❺ プローブを頭側にスライドさせ，動脈との重なりを観察する．頭側では動脈は静脈の後ろに重なることが多いが，動静脈の位置関係は個人差が大きい．

❻ プローブを手前に傾け血管の動きからプローブの回転角を調整する（➡Lesson 4，p.15）．

❼ 皮膚に対して45度でプローブを固定し，超音波画像上で針が進む方向に血管の後方も含めて重要な構造物がないこと，さらに術野で無理なく穿刺可能な位置を探す．

● 動脈との位置関係

右内頸動脈は静脈の左側から並走し，頸部の上部で静脈の背側に位置する．内頸静脈を尾側方向にスキャンしていくと，鎖骨の近くに静脈の背側を横走する鎖骨下動脈を確認できる．またこの位置には肺尖部が存在する．血管に針が入る部位（皮膚穿刺部ではない）は少なくともこの位置より頭側に設定する必要がある．

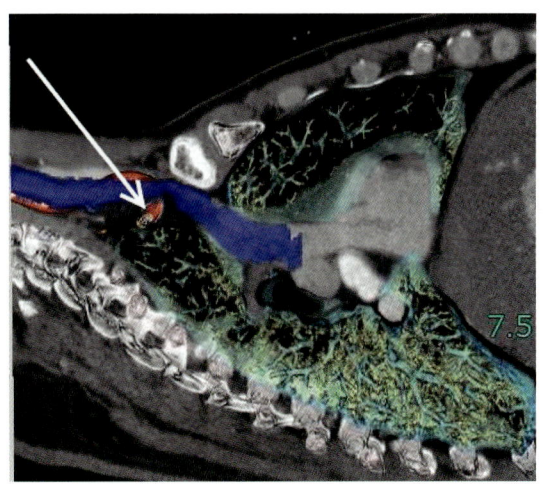

穿刺方向を含む矢状断
鎖骨の近傍では穿刺方向の先に
鎖骨下動脈が横走する．
↘ は危険な穿刺方向を示す．

こんな時どうする？　内頸静脈アプローチが難しい体型

■ 首が短く太い体型（猪首）は，安全に穿刺できる範囲が狭いので他のアクセス部位を考慮する．

Section 2.3
鎖骨下静脈の描出

鎖骨下アプローチはカテーテルの管理やポートの固定が容易で感染を起こす頻度も低い．しかし，穿刺に伴う合併症として気胸の頻度が高いので呼吸障害がある患者では他のアプローチ法を選択する．

 **Lesson 6** 鎖骨下静脈の描出の実際　　 8. 鎖骨下静脈アプローチ

鎖骨下静脈は鎖骨が超音波のじゃまになるため短軸方向の観察ができない．まず腋窩動静脈を短軸スキャンで確認し，長軸スキャンに変更して鎖骨の下に入るまで追跡し同定する．

トレーニング方法　　*Training Methods*

▶ 研修者間でお互いに腋窩静脈，鎖骨下静脈を描出する．

❶ 上肢を 45 度開いた状態で頭低位とし，術者は患者の肩の横に立つ．最初に短軸スキャンで腋窩動静脈を描出する．

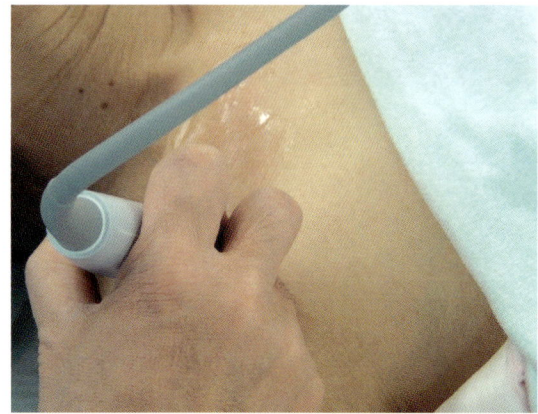

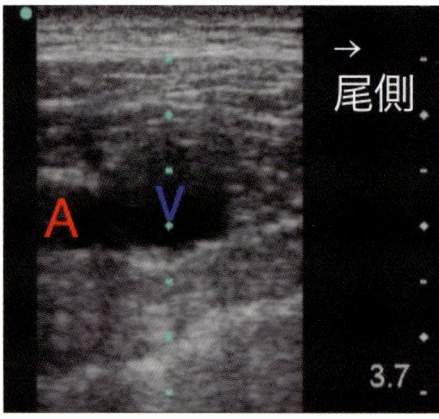

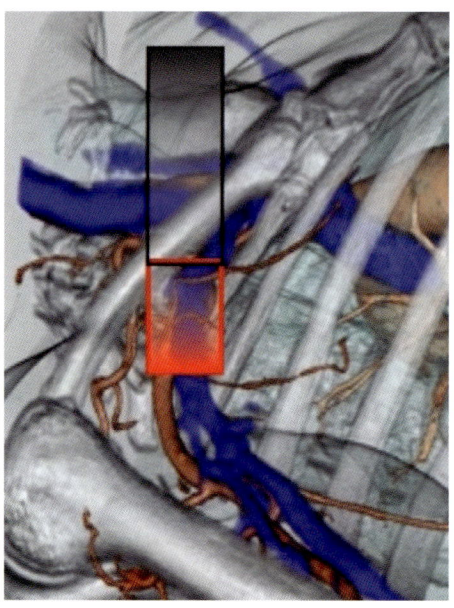

鎖骨中線に沿ってプローブをあて，短軸スキャンで腋窩動静脈を抽出する．

2.3 ◆ 鎖骨下静脈の描出

❷ プローブを反時計回りに90度回転させ，鎖骨の下をのぞくようにプローブを傾け（図A），長軸スキャンにて腋窩動静脈を同一画面に描出する（図Bに示す1のスキャン面）．

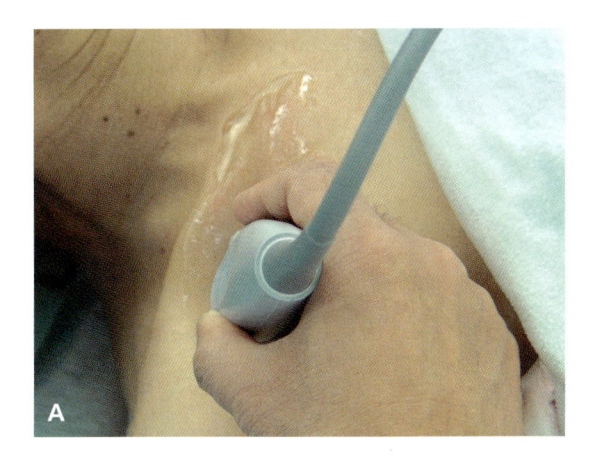

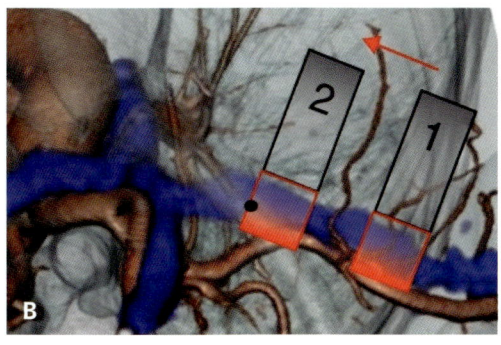

スキャン面（赤の□）に垂直方向（頭側）からみた3D-CT

❸ 静脈を内側に向けて追いかけて胸骨側にスライドさせると，動脈は頭側方向に移動しエコー画面からみえなくなる（上図Bにおける2のスキャン面）．動脈が離れた部位より内側が鎖骨下静脈の血管穿刺部位になる．

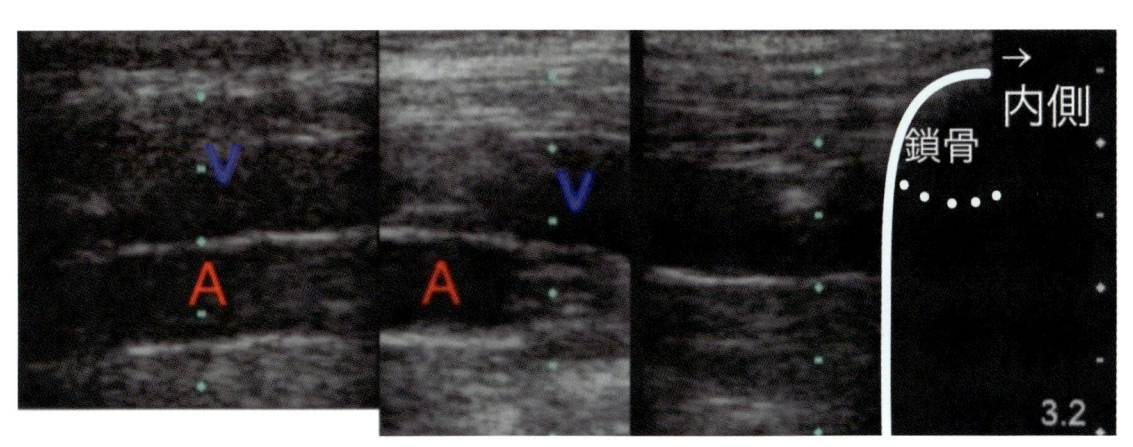

1のスキャン面　　　2のスキャン面
上図Bにおける1-2の長軸スキャンを合成

❹ さらに内側にプローブをスライドさせる（次頁図A）と腋窩静脈は鎖骨の下に入り鎖骨下静脈に移行するが，中枢側は鎖骨によりエコー上みえない（次頁図B）．この位置で，血管までの画面上の距離を測定し超音波を用いたLandmarkの設定を行う（→Lesson 27, p.89）．

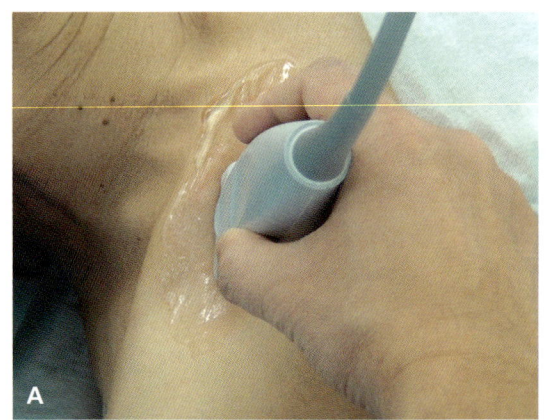

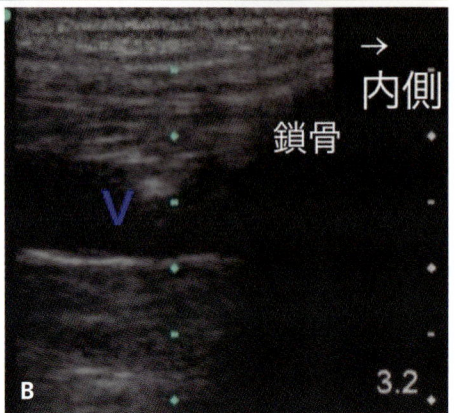

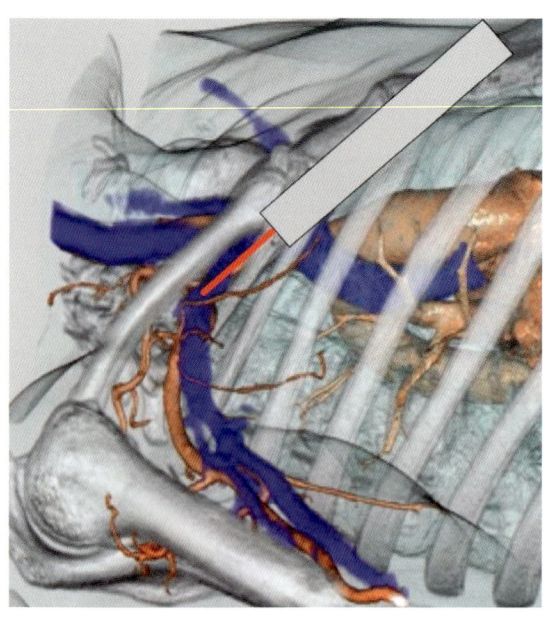

第 2 章　超音波装置による血管の描出

内側
鎖骨
V
3.2

超音波ビームを
側面からみる方向からの 3D-CT

> **こんな時どうする❓**　**長軸で静脈を描出できない**

■腋窩動脈と静脈の位置関係には個人差が大きい．プローブの傾きと尾側への平行移動で動静脈が同じ画面に描出されるようにビームを調節する．

1）短軸スキャンで描出された静脈を画面の中心におく．

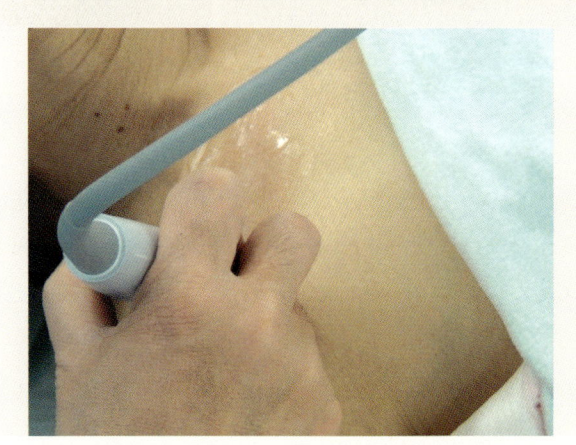

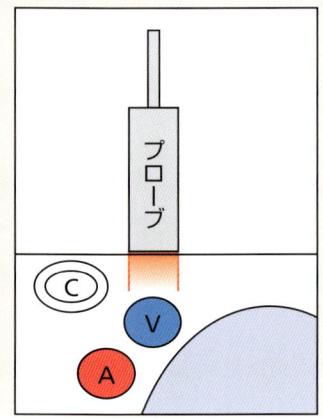

2.3 ◆鎖骨下静脈の描出

2）プローブの長軸を中心に90度回転させ，血管を長軸で描出する．

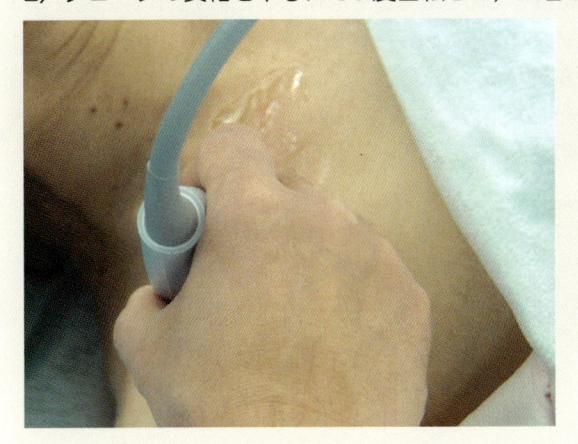

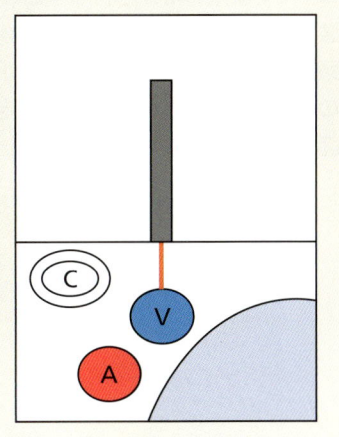

3）鎖骨の下にビームを入れるようにプローブを傾ける．

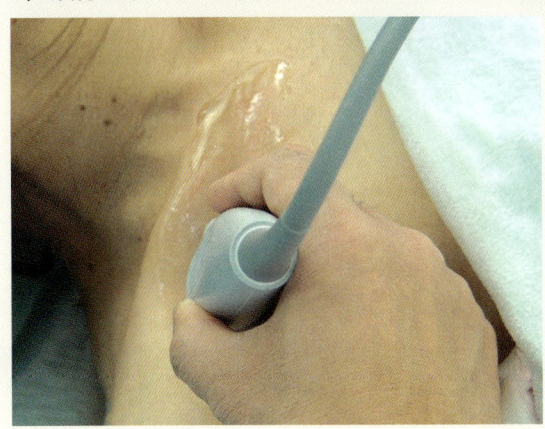

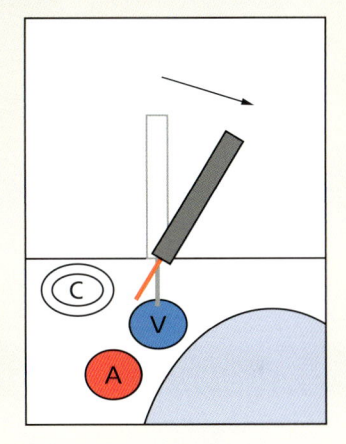

4）尾側に平行移動させ，腋窩動脈と静脈の長軸像が同じ画面に出るように微調整する．

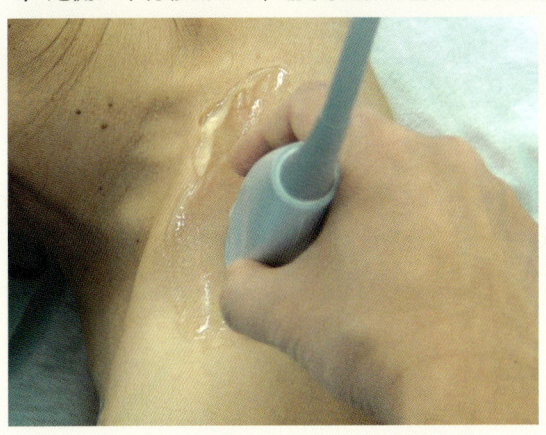

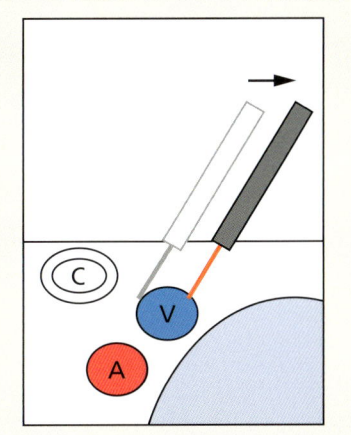

＊ ここがポイント ＊

腕と肩の位置を変える

エコーで静脈をみながら，手や肩の位置を調節し最も適切な体位をさがす．体幹に腕をつけた状態では血管がたるみ鎖骨が腋窩静脈にかぶるため超音波を遮ってしまう．腕を外転させて肩を頭側に移動させると，腋窩静脈が鎖骨から離れて見やすくなる（図A）．この時，血管は鎖骨の近位端から腋窩まで直線的に走行し，指先に向かう（図B）．プローブの調節には超音波画面からの情報のみに頼らず，この解剖学的な所見も利用する．

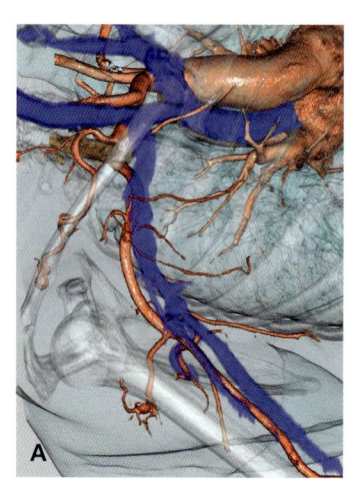

上肢を外転させた状態．

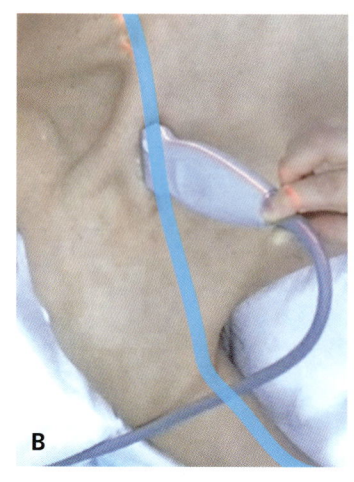

腋窩静脈は上肢に向かって直線的に走行するようになる．

コラム＊COLUMN

鎖骨下アプローチが難しい体型

　鎖骨が埋まったようにみえる体型は穿刺が難しい（図A）．鎖骨に下に皮膚が陥凹してみえる（図B）場合は鎖骨下アプローチが適している．また肩関節が前方に出ている場合も，穿刺時にじゃまになる．患者の体型を考慮し，最も適したアプローチ法を選択するのは安全なCVCには大切なことである．複数のアプローチ法を熟知しその特徴を理解して普段から備えておきたい．このような直感的な「選球眼」は，多くの経験と1例ごとの詳細な検討の蓄積によって身につく．

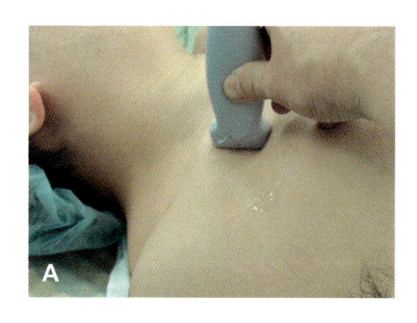

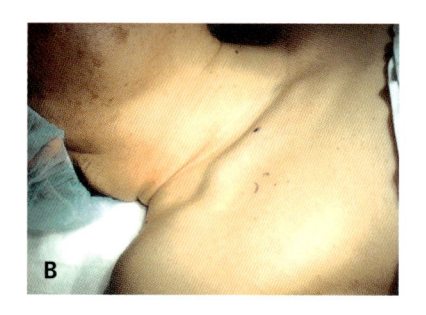

Section 2.4
上腕皮静脈の描出

　末梢静脈からの CVC（PICC）では，上腕の皮静脈を用いる．穿刺に伴う重篤な合併症は起こらないので，出血傾向や呼吸不全などのリスクがある場合によい適応となる．超音波を用いて描出し，超音波ガイド下または Landmark 下に穿刺する．

● 上腕皮静脈の走行

　Basilic vein（尺側皮静脈）は上腕の内側を上腕の途中まで筋膜より浅い層，すなわち皮下を上腕動脈から離れて走行する．動脈は並走しない（図 A）．直線的に走行し，上腕の中程で筋膜を貫通して深部を走行し腋窩静脈に合流する．上腕動静脈は筋膜よりも深層で，上腕二頭筋の深部を走行する（図 B）．

　Cephalic vein は上腕の外側の皮下を走行している．Cephalic vein よりも Basilic vein のほうが太く血流が多いため，PICC には Basilic vein が第一選択となる．両 vein とも静脈弁をもっている．

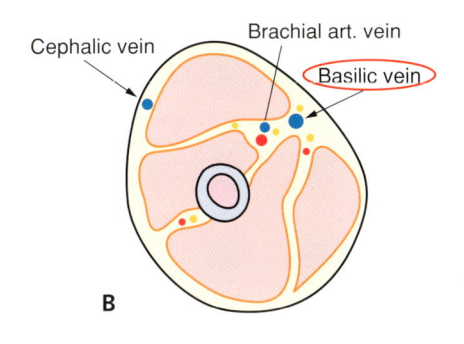

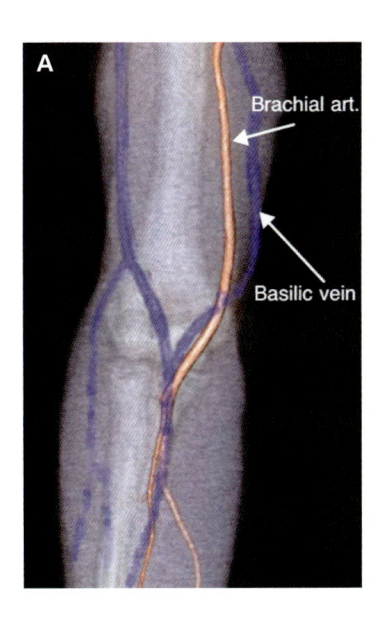

第2章 超音波装置による血管の描出

Lesson 7　上腕尺側皮静脈の描出

9. 上腕皮静脈アプローチ

トレーニング方法　Training Methods

▶研修者間でお互いに上腕皮静脈を描出し最適な穿刺部位を決定する．

❶ 上腕を軽く駆血し，上肢を外転させた状態で肘関節を屈曲させ，小指側が上になるように「手を捻る」．

❷ 上腕二頭筋の腱の内側を触診し上腕動脈の拍動を触れ，短軸スキャンで動脈を同定する．軽くプローブで圧迫すると動脈の拍動が確認しやすい．

❸ 上腕の正中線に沿ってプローブ（□）を平行に移動させる（↑）．肘関節から10cm程度離れた部位でプローブを内側方向（尺側）に移動する（→）．

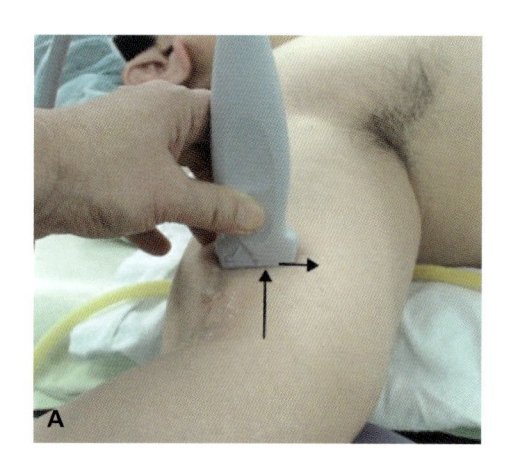

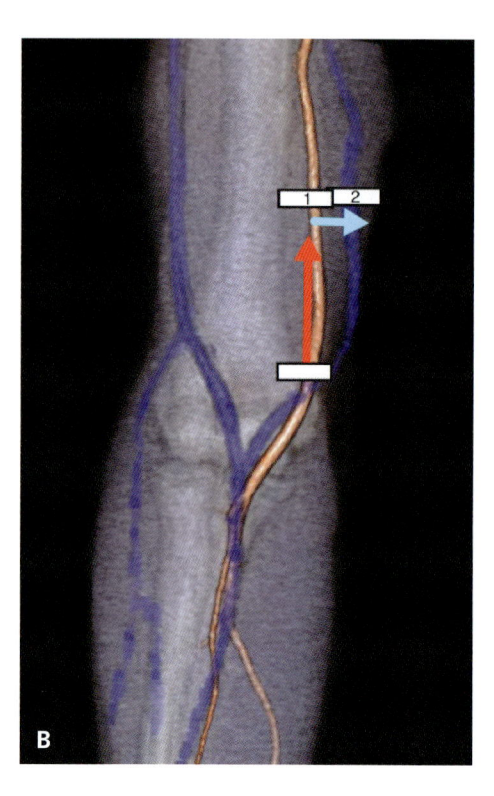

❹ 皮下組織内に直径3〜5mmの上腕尺側皮静脈（basilic vein）が描出される．皮膚から5〜10mmの深さにあり，動脈とは並走しない．筋膜との位置関係，プローブでの圧迫による変形，末梢側にスキャンし肘窩で正中静脈（採血によく用いられる皮静脈）に連続することを確認し，直線的に走行している部位を穿刺部位に決定する．

　図Cの青い線は上腕二頭筋の筋膜で上腕動静脈（BA）はその深部にあり，尺側皮静脈は（V）は筋膜より浅い位置（皮下）にある（前図Bにおける1と2のスキャンを合成）．

2.4 ◆ 上腕皮静脈の描出

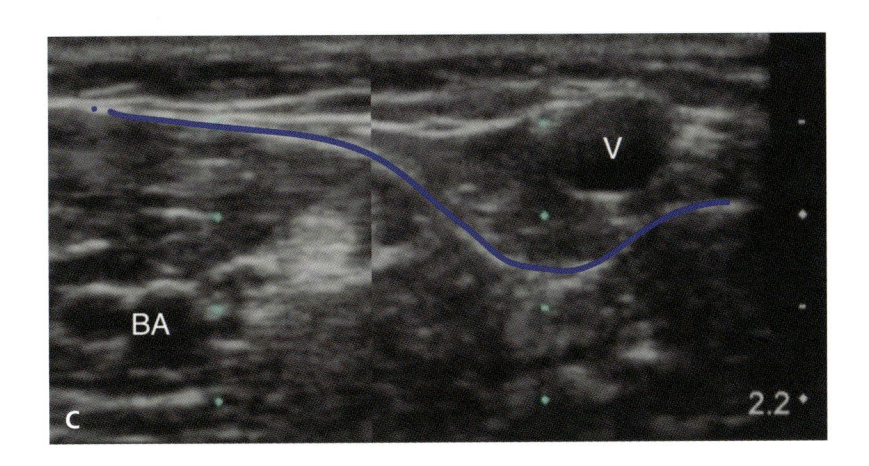

> **こんな時どうする？** **血管がみつからない**
>
> ■皮静脈は，表層にあるためプローブ自体の重さによる圧迫でみえなくなる．上腕動脈の内側3cm付近でプローブを浮かせるように固定して観察する．

第 2 章　超音波装置による血管の描出

Section 2.5
大腿静脈の描出

　大腿静脈は，透析用のカテーテル留置や緊急時の大量輸液用などに使用されるが，鎖骨下静脈と比べてカテーテル感染が 3 倍，血栓が 10 倍の頻度でみられるので[3] 長期留置は避ける．あくまで緊急時の一時的なアクセスルートとして利用する．

Lesson 8　大腿静脈の描出

　基本操作は内頸静脈と同じである．下肢をやや外転した状態で，鼠径靱帯上で大腿動脈と静脈を短軸スキャンにより同定し尾側に向かってプローブを平行移動させて，穿刺点を決める．鼠径靱帯と大腿動脈との交点より足側に 2cm，内側に 1cm の点が解剖学的な Landmark である．

　背側には筋肉と骨盤しかないので後方安全域は広いが，針先が鼠径靱帯より頭側に出ないように注意する．鼠径靱帯より離れると動脈と静脈が重なるので安全に穿刺できる範囲は狭い．

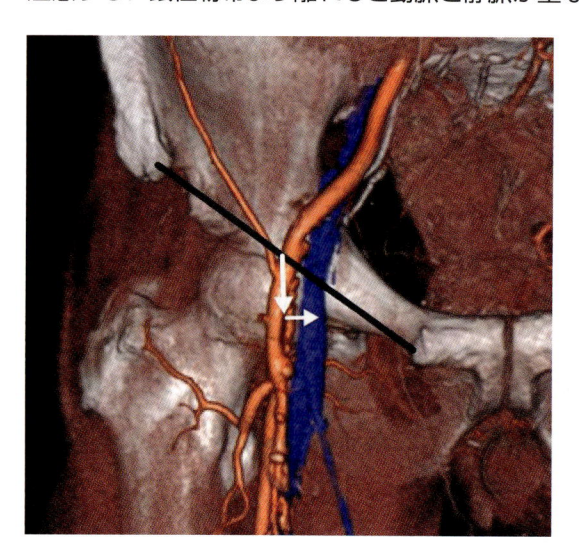

前方からみた 3D–CT

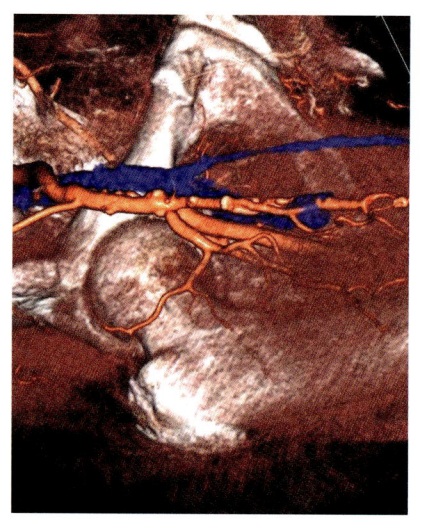

外側やや上からみた 3D–CT
左側が頭側．

●穿刺法

　超音波ガイド下に皮膚との角度 30 〜 45 度で穿刺する．超音波下に Landmark を設定し穿刺する場合には，左手で動脈を圧排しながらの穿刺は行わない．

超音波ガイド下穿刺

超音波ガイド下穿刺法では超音波の画面をみながら針を進めて穿刺する．
超音波画像における血管と穿刺針の関係，針を進める右手とプローブを操作する左手の協調運動のトレーニングを行い，応用編として内頸静脈と上腕皮静脈の超音波ガイド下穿刺のコツを学ぶ．

第3章　超音波ガイド下穿刺

Section 3.1
ガイド下穿刺トレーニング

　穿刺に必要な4つの要素，①穿刺点 ②穿刺方向 ③穿刺角 ④穿刺距離 を理解し，超音波ガイド下穿刺に欠かせない針を持つ右手とプローブを操作する左手の協調運動，さらに画面による状況判断を訓練する．前半は右手の針の操作，後半はプローブ固定法と追尾法におけるプローブと針の協調運動をトレーニングする．

Lesson 9　超音波ガイド下穿刺での穿刺法

2. 穿刺基本手技トレーニング

　穿刺中の超音波の役割は，針先を可視化することで針が想定される安全な穿刺経路をたどっているか確認することである．安全な穿刺は，目的物を描出するプローブ操作，想定した穿刺方向，穿刺角，穿刺距離を正確に実現する穿刺技術，針先の抵抗を敏感に感じ取る右手のセンサー機能に依存する．想定した穿刺角と穿刺方向で針を正確に進める技術をマスターする．

1　注射器をつけないカニューラ針の場合

●穿刺針の持ち方（カニューラ針，穿刺角度45度）

　超音波ガイド下穿刺では末梢静脈穿刺と異なり，皮膚に対して角度をつけて（穿刺角が30〜45度）穿刺する必要がある．ペンを持つように持ち，第2指の第2関節まで針に添わせてしっかり固定する．

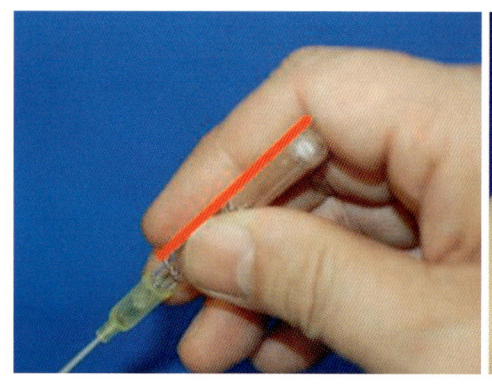

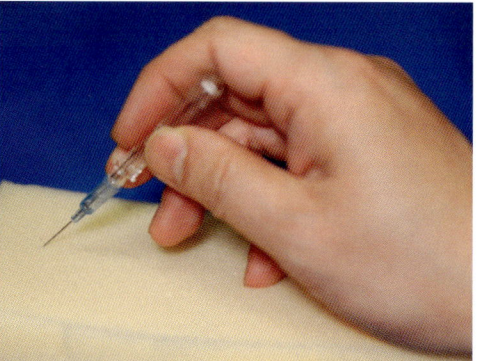

穿刺角度45度の時の持ち方

3.1 ◆ガイド下穿刺トレーニング

◉穿刺針の持ち方（カニューラ針，穿刺角度30度）

❶ 第2指の第1関節までを針に沿わせるように持つ．

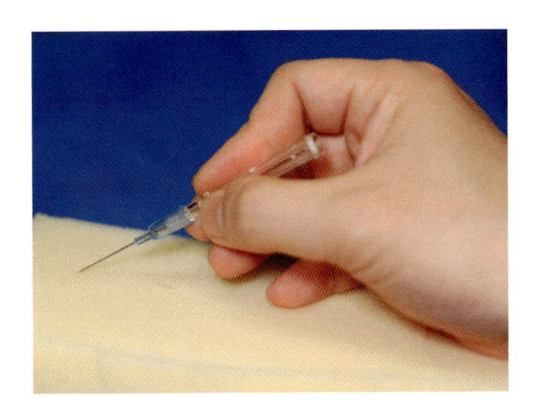

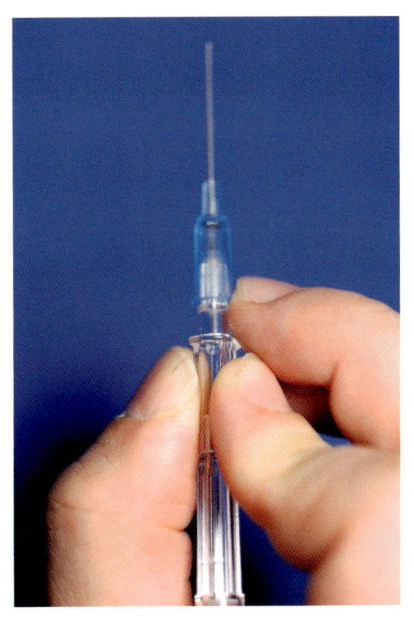

❷ 第3指は逆流の確認後すぐに外筒を進められるように外筒にかけておく（◯）．血液の逆流を確認したら，針を固定したまま第3指で外筒を進める．

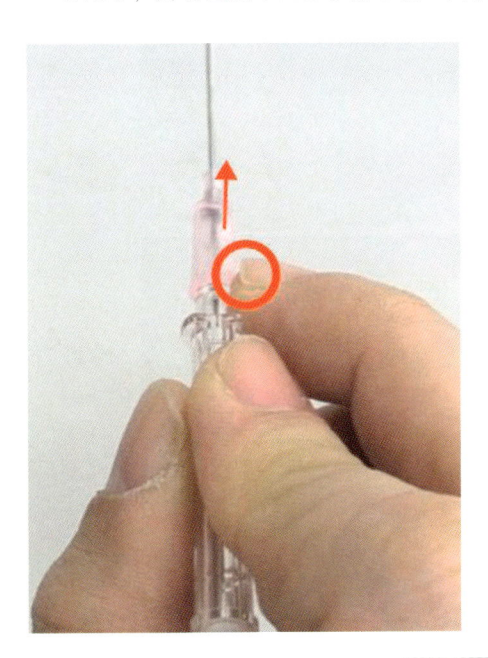

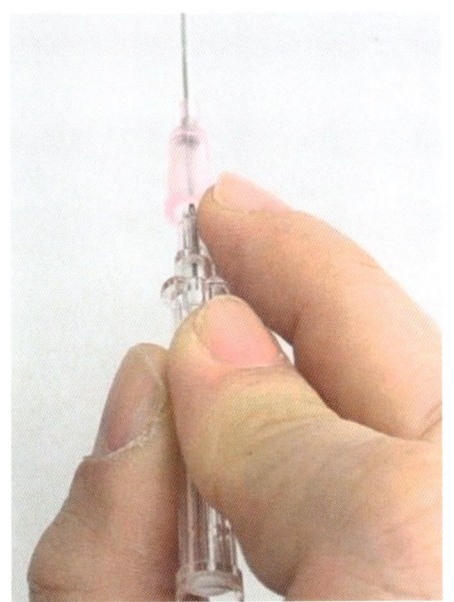

第3章　超音波ガイド下穿刺

◉ 穿刺針の進め方（カニューラ針）

しっかりと手首を固定して第2指を前に押し出すようにスライドして穿刺する．穿刺距離は2cm以下．

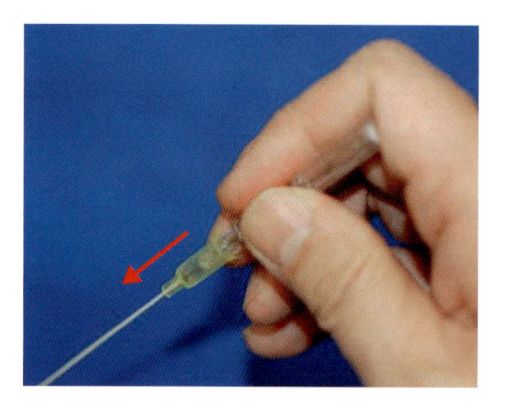

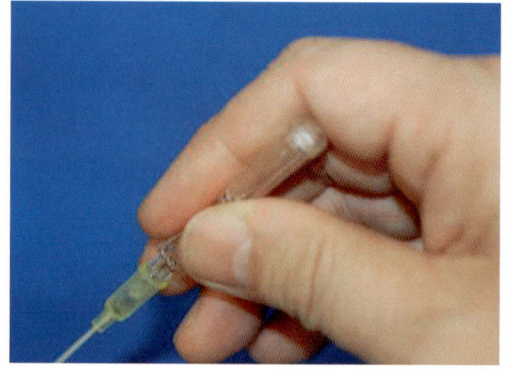

◉ 視線方向と術者の位置

想定される穿刺方向に術者の体の中心線をあわせ，視線方向を針の軸と一致させ，針をまっすぐに向ける．

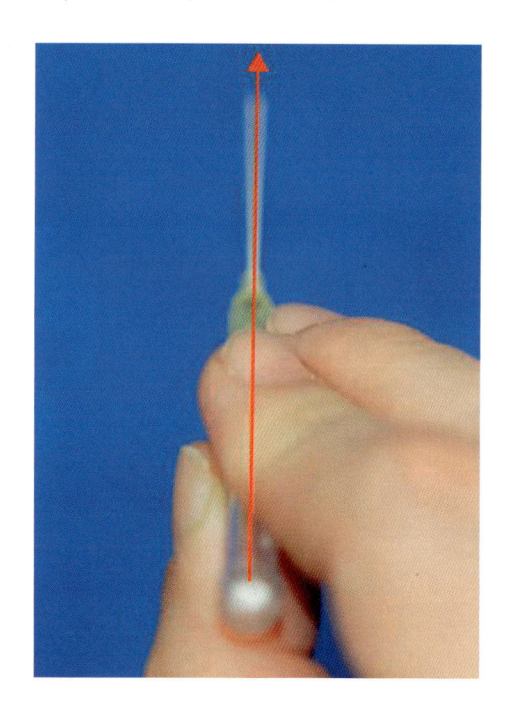

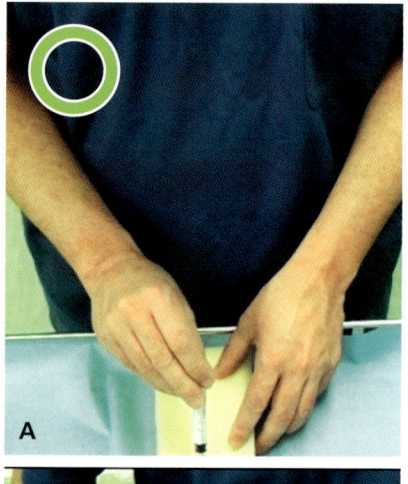

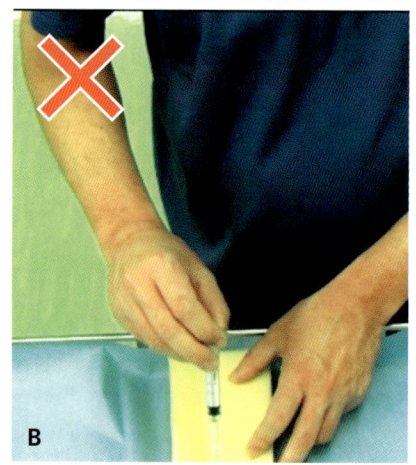

A：視線と針の軸が一致．
B：針を斜め横よりみている．

3.1 ◆ガイド下穿刺トレーニング

2 注射器を接続した時の穿刺針の持ち方

1, 3, 4指（↘）でしっかり3点固定する．第2指はピストンにかけ，血液の逆流に備える．

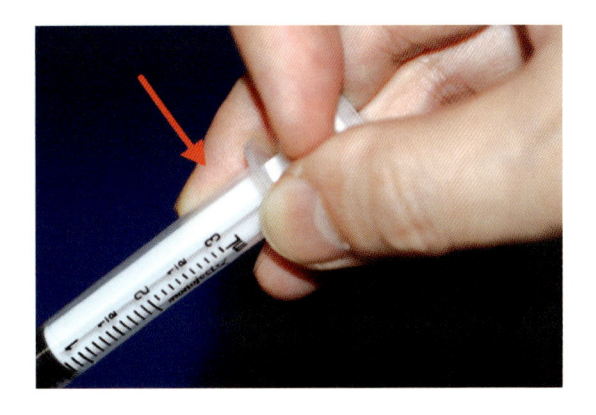

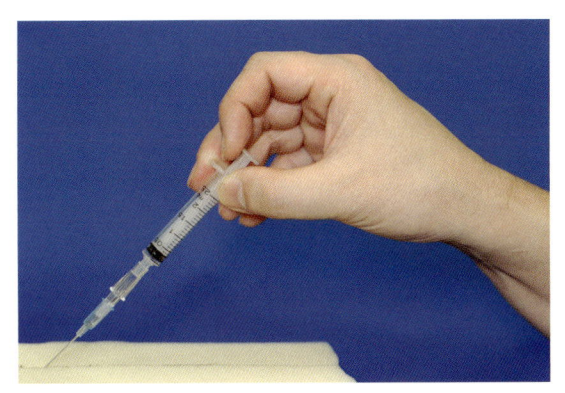

45度で穿刺する場合
注射器と前腕との角度は90度．

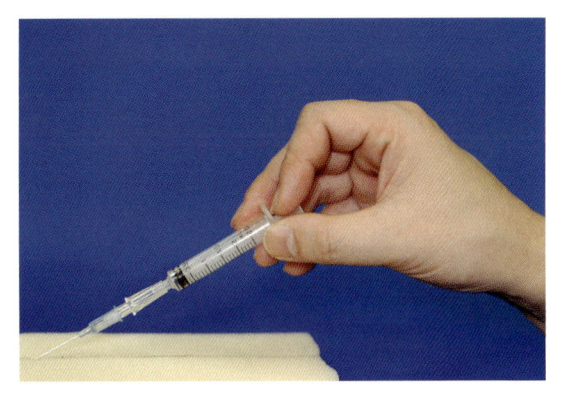

30度で穿刺する場合
注射器と前腕の軸との角度は120度．

トレーニング方法　　　　　　　　　　　　　　　Training Methods

▶ 補助線を引いたスポンジの端を使って穿刺角度45度と30度に設定して穿刺し，外筒カニューラを進める．

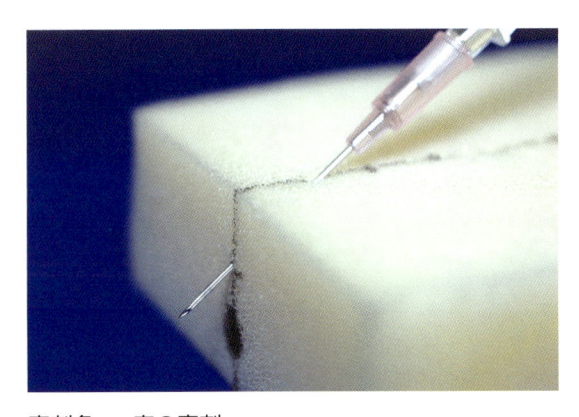

穿刺角45度の穿刺
スポンジの端から10mm手前を穿刺点にして穿刺する．針先が深度10mmの的に出るように訓練する．

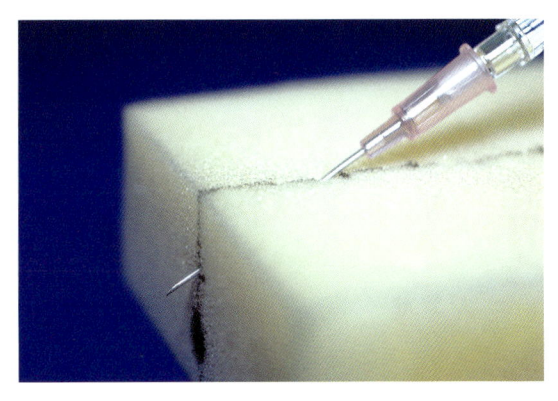

穿刺角30度の穿刺
スポンジの端から17mm手前を穿刺点にして同様に穿刺する．

33

第 3 章　超音波ガイド下穿刺

評価法

スポンジの切り込みに方眼紙を短冊に切ったものをはさみ，手前から穿刺する（図 A）．用紙に残った針跡（図 B）から穿刺深度を確認する．「的」からの誤差は 2mm 以内．

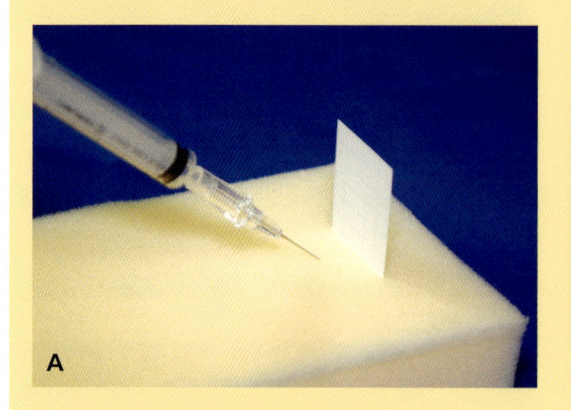

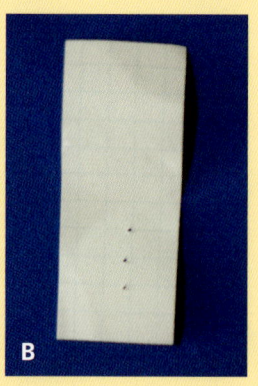

穿刺角度と穿刺深度

穿刺角	穿刺位置 （記録紙からの距離）	穿刺深度
30 度	9mm	5mm
30 度	17mm	10mm
45 度	10mm	10mm
45 度	15mm	15mm
45 度	20mm	20mm

Lesson 10　穿刺距離感覚をマスター

　超音波ガイド下穿刺では穿刺前に ①穿刺点，②穿刺方向，③穿刺角，④穿刺距離 を設定し，超音波画面をみながら穿刺するが，いったん穿刺を始めたら血管に到達するまで手元をみることはできない．①〜③が穿刺開始前に決定されるのに対し，穿刺距離については視覚以外の方法で体感できるようにしておかないと，エコー面を通り過ぎているのか，まだ届いていないのか判断ができない．予定穿刺距離だけ穿刺できるように穿刺深度の手元の感覚を訓練する．長さの基準として常に術野内にある針を利用する．針の金属部の長さは種類により様々であるが，ハブ（プラスチックの接続部）の長さはどれも 20mm である．

＜参考＞
ハブの長さ	20mm
短い針	30 - 40mm
長い針	50 - 60mm
カテラン針	70mm

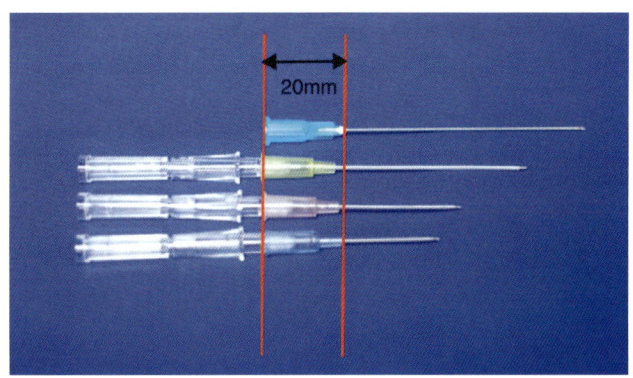

トレーニング方法　　　　　　　　　　　　　　　*Training Methods*

▶ Lesson 9 に準じて 30mm の針で 15mm 穿刺する．最初は手元をみて穿刺し，手元をみないでわかるように訓練する．

評価法

スポンジに刺さっていない部分の長さが 15mm の時の穿刺誤差は 0mm となる．誤差 5mm 以内．

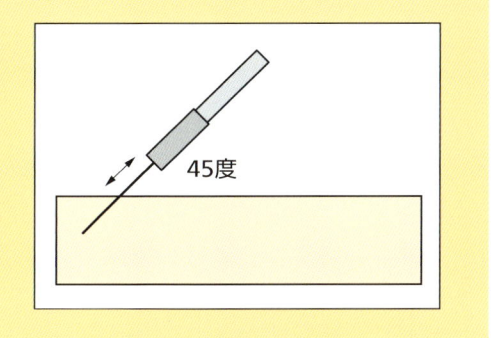

45度

ここがポイント

一定の速さで針を進める．

第3章　超音波ガイド下穿刺

Lesson 11　Loss of resistance

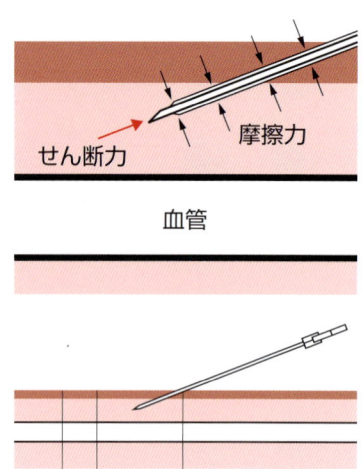

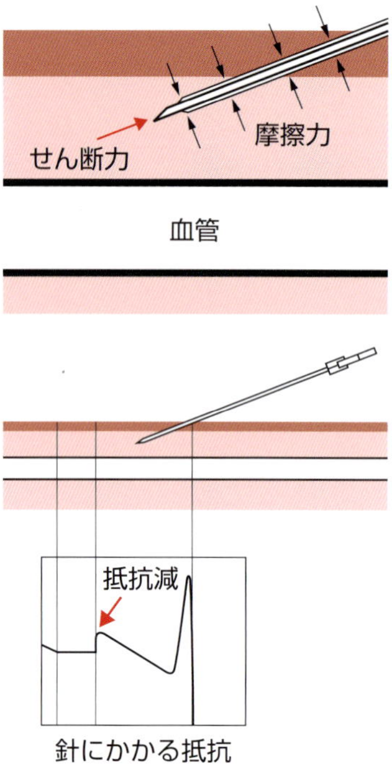

針を穿刺する途中，組織が針に及ぼす力は2つある．

①先端にせん断力（→）
　針が組織を分けるときの抵抗．
②皮下組織と針との間に摩擦力（↙）
　抵抗は組織内の針の長さに比例するので，針が進むにつれ大きくなる．

先端が血管壁を突き破ると①が消失するため，手元に感じる挿入抵抗が一瞬少なくなる（↙）．

このとき手に感じる感覚が Loss of resistance である．血液の逆流を確かめなくても血管に先端が入ったことがわかるように，手元の感覚に意識を集中させる．この微妙な抵抗感の変化を感知するためには，一定の速度で穿刺することが必要条件である．

トレーニング方法　　　　　　　　　　　　　　　　Training Methods

▶ スポンジを穿刺して側面に針先を出す．一定速度で穿刺して loss of resistance を感じたら針を止める．細い針のほうがわかりにくいので，太めの針から始めて22Gでも練習する．

評価法

22Gで穿刺してスポンジの断面から出た針の長さが5mm以内．

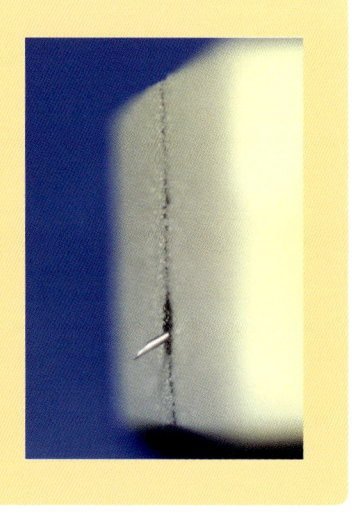

3.1 ◆ガイド下穿刺トレーニング

Lesson 12 ビームに沿った穿刺

3. ガイド下穿刺トレーニング

あらかじめプローブを傾けて固定し，ビームに沿う穿刺経路で穿刺する「プローブ固定法」のための協調運動をトレーニングする．ガイド下穿刺では最も基本的で使用頻度の高い手技である．

トレーニング方法　*Training Methods*

▶ 血管穿刺用パットの血管のない部分を利用する．

❶ プローブを傾けて固定し，目の位置をプローブを正面視する位置におく．穿刺針を穿刺角45度に設定する．穿刺点に接してプローブを傾け，穿刺深度にあった θ を設定して固定する．

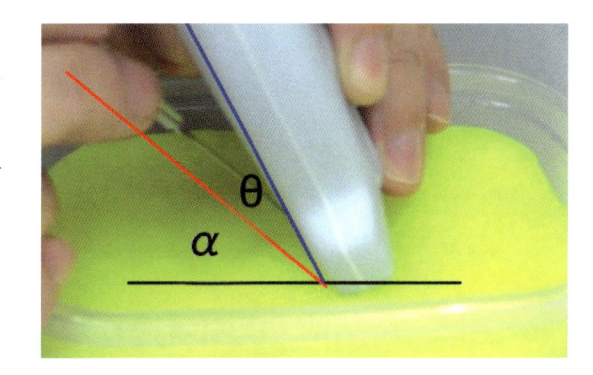

❷ 画面をみながらまっすぐに穿刺し，画面に高エコーが出現したら針を止める．

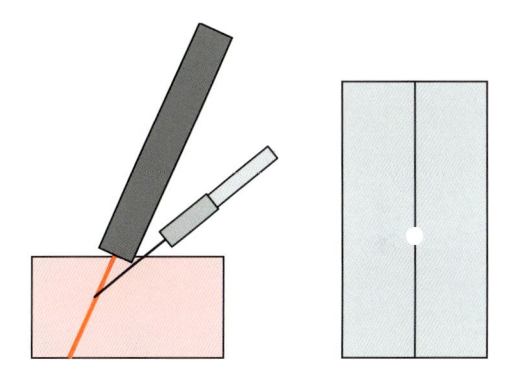

評価法

10〜20mm までの意図した深さに針先の高エコーが出せる．誤差 3mm 以内．

第 3 章　超音波ガイド下穿刺

超音波画像上での深度（D）．

D＝10mm の穿刺．

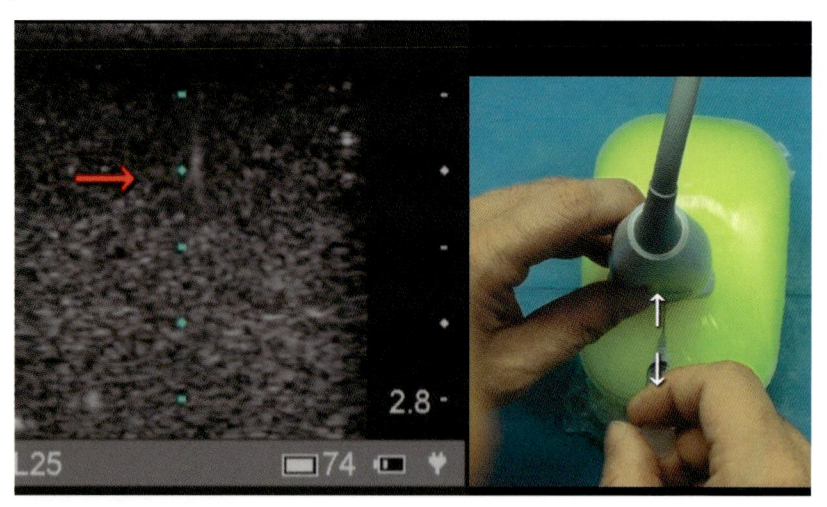

D＝15mm の穿刺．

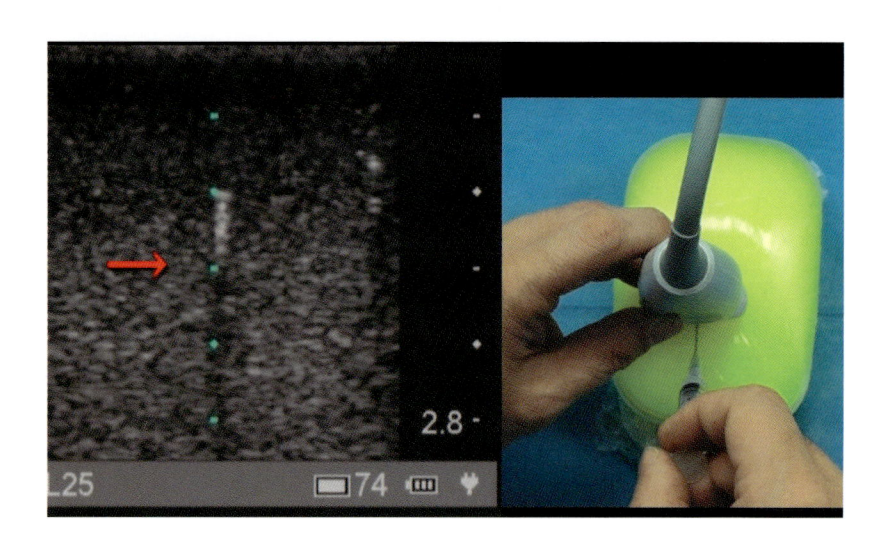

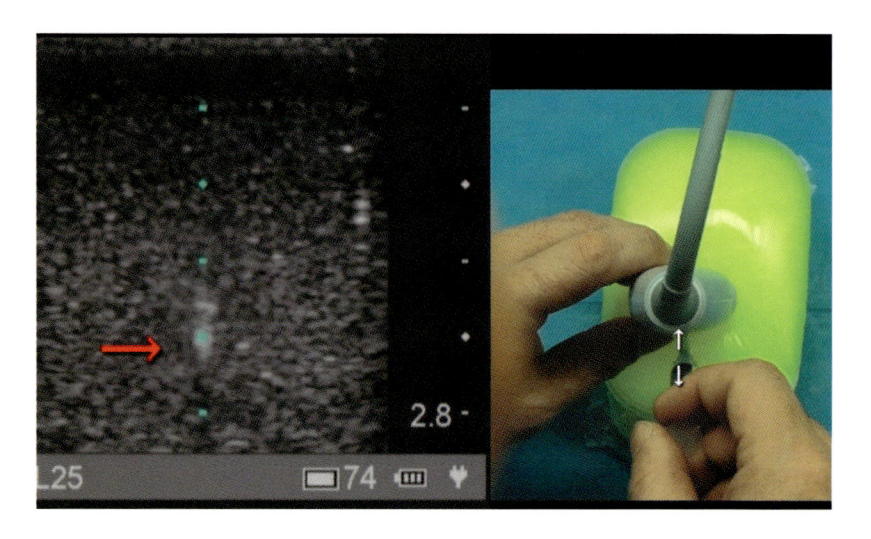

D＝20mm の穿刺．

3.1 ◆ガイド下穿刺トレーニング

こんな時どうする？　針先のエコーが画面の正中からずれる

■穿刺を始めるときの針先がプローブの中点にないか，プローブの軸と穿刺方向がずれている．

1) 体位の補正：　　　プローブの側面が均等にみえる位置に体を移動させて，体の正中線とプローブの正中線が一致するようにする．
2) 穿刺点の補正：　　プローブの中点に針先を置く
3) 穿刺方向の補正：　針尻とプローブの両端との距離が等しくなるように針の方向を決める（下図）．

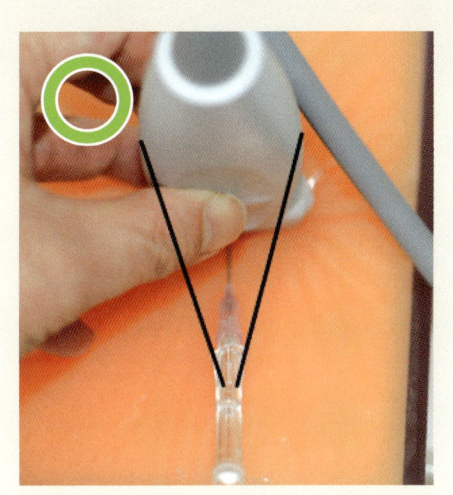

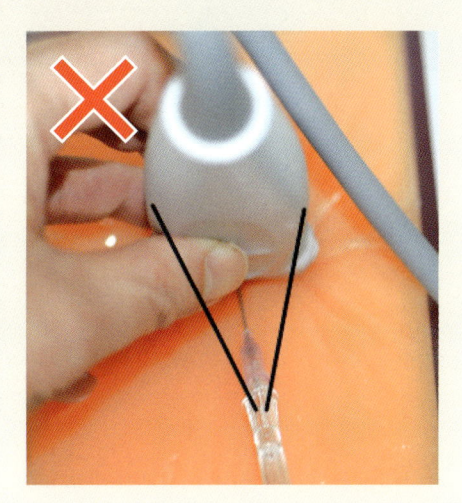

こんな時どうする？　意図した深さの穿刺ができない

■プローブと穿刺針との角度（θ）が決まると，針先がビームに達した点とプローブまでの距離（D），すなわち針先が現れるエコー上の深さが決まる．この関係は針と皮膚との角度（α）に依存しない．

W：　超音波ビームから穿刺位置までの距離
　　　プローブに接した位置では
　　　7〜10mm（使用機種によって異なる）
d：　皮膚から血管までの距離（血管の深さ）
θ：　超音波ビームと穿刺針の角度
D：　画面上の血管深度

$$D = \frac{W}{\tan(\theta)}$$

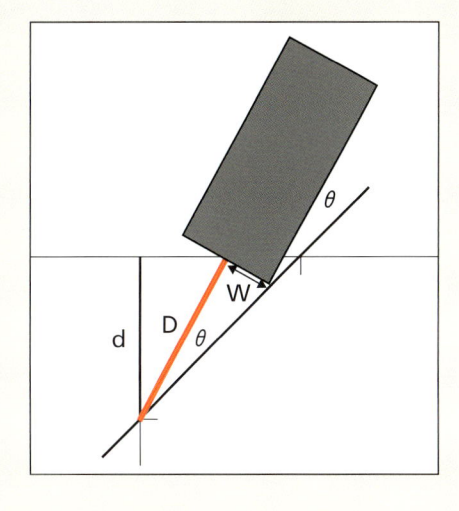

第3章　超音波ガイド下穿刺

■人は長さに比べて角度の認知精度は低いので，θを指標にすると誤差が大きくなる．そこで，プローブを持つ左手親指の位置（穿刺点から40mm）でのプローブと針との距離（δ）を指標に間接的にθを評価する．

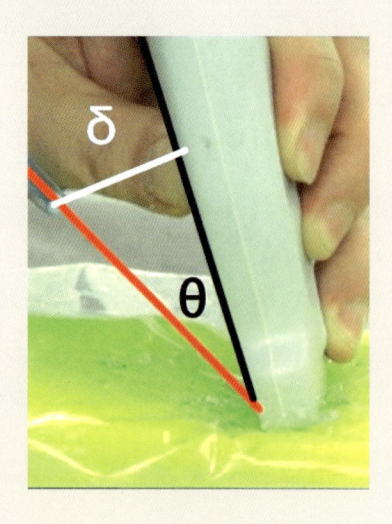

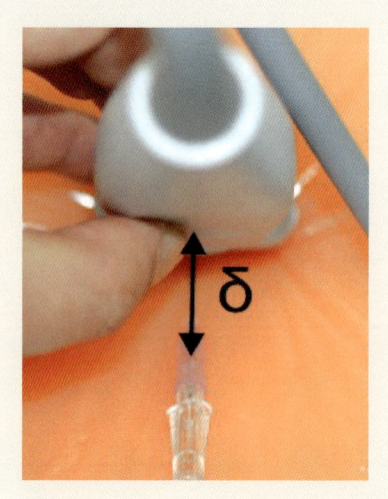

■穿刺深度D（プローブを斜めに固定したときの超音波画面上の血管までの距離）とδの関係は次のようになる．

$$\delta = \frac{40W}{D}$$

穿刺点をプローブに最も近接させ（W＝7），D＝15の時，δ＝約20mmを基準として練習する．この条件ではDとδの積はいつも280となる．

Dとδの関係（理論値）

D	δ（W＝7の機種）	δ（W＝10の機種）
10mm	28mm	40mm
15mm	19mm	27mm
20mm	14mm	20mm

●δガイドの利用

プローブと針との距離感覚をつかむために，直角三角形におった帯状のδガイドを用いる．左親指につけてプローブを持つとδの長さをみることができる．穿刺角度の感覚がつかめたら，ガイドなしで訓練する．

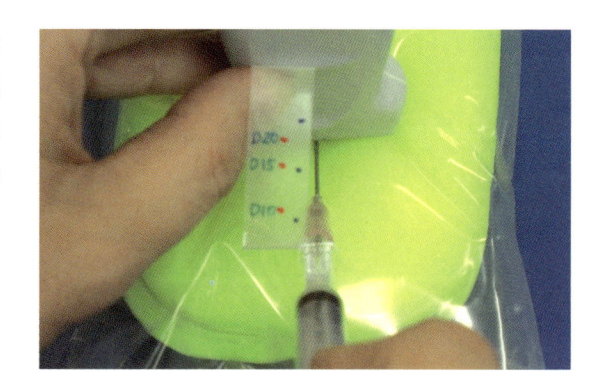

3.1 ◆ ガイド下穿刺トレーニング

こんな時どうする❓ 想定した深さより手前で高エコーが出現

■ そのまま穿刺を続けるとビームを針先が通り過ぎ危険である．針を進めてはいけない．次に述べる追尾法に切り替えるかプローブと針の角度を小さくしてやり直す．

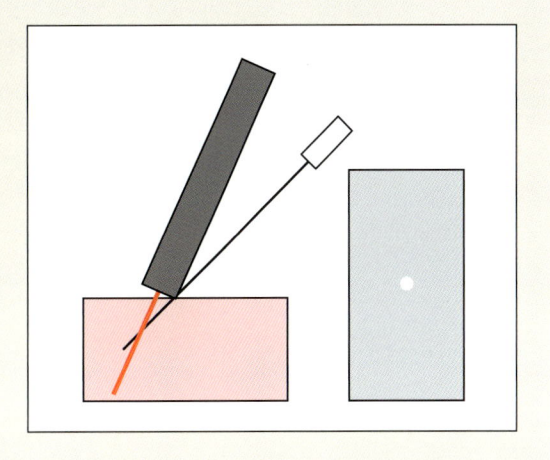

✱ ここがポイント ✱

θ が同じであれば穿刺角度（α）が変わっても，超音波画面上で針先が出現する位置は変わらない．α は血管の太さと深度に合わせて決定する．45度で穿刺しても太い血管であればガイドワイヤーを進めることができるが，細い血管では α を小さくしなければ血管を串刺しにしてしまう．脱水状態の患者の内頸静脈や末梢からの CVC（PICC）では針の穿刺角度は30度以下になる．プローブが傾く角度が強くなるときには，プローブの操作に工夫が必要になる（➡Lesson 16, p.53）．針生検やドレナージでは針先が目標に到達すれば目的を達成するが，CVC ではカテーテルが入りやすい角度で穿刺しなくてはならない．

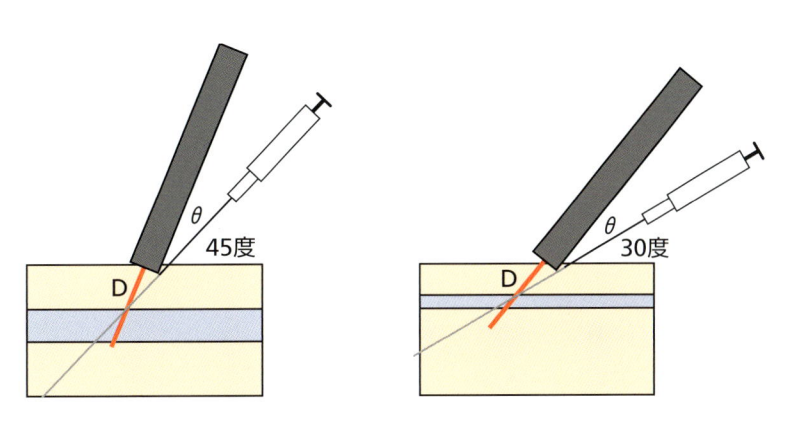

θ が同じであれば穿刺角が違っても D（エコー上の血管深度）は同じになる．

第3章　超音波ガイド下穿刺

✱ ここがポイント ✱

超音波の画像でみている針先のエコー

　超音波ビームには幅があるように錯覚するが実際は 1mm の幅しかない．画像で針先として最初に認識するのは，針そのものによる高エコーではなく，ビームに近接する組織が針に押されて変形するときのエコー像の変化である．この針による組織の変形は針のベベル方向にできやすく，穿刺針とビームの角度（θ）は鋭角のほうが認識しやすい．つまりある程度深い穿刺の方がわかりやすいので練習の時には深度 2cm から初めて次第に浅い穿刺を訓練するとよい．

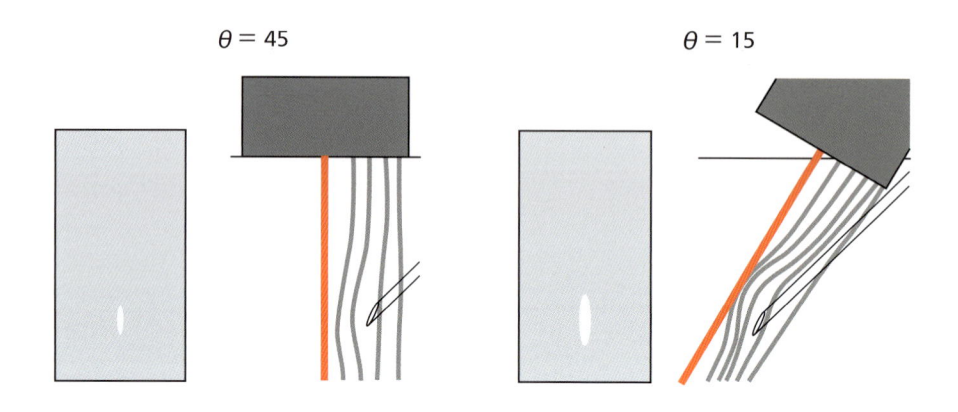

$\theta = 45$　　　　　　　　　$\theta = 15$

　針による超音波画像の「乱れ」は，静止画像では認識できない．針を一定速度で穿刺することで動的な変化として初めて捕えることができる．また，超音波ビームが動いていると針以外のエコー像も変化するのでわずかな変化を認識しにくくなる．したがってプローブ固定法の方が適している．

　針先がビームに達するのは「超音波画像の乱れ」が「高エコー像」に変化する瞬間である．固定法では想定した深度で高エコー像に変化するように θ 角の推定とそれを正確に実現するための訓練が必要である．

3.1 ◆ガイド下穿刺トレーニング

Lesson 13　プローブ固定法によるガイド下穿刺

3. ガイド下穿刺トレーニング

　プローブ固定法は内頚静脈，上腕静脈などの 20mm より浅い静脈を超音波ガイド下に穿刺するときに用いる．血管深度から計算されるプローブと針の角度を設定し，血管の前壁に針先を誘導し穿刺する．

トレーニング方法　　　　　　　　　　　　　　　　　　　　　　　　Training Methods

▶ 疑似血管つき超音波穿刺用のパットを用いて，穿刺位置の設定から血管穿刺までを訓練する．

❶ 垂直にプローブをあてて平行移動により，血管走行の方向を決定し血管穿刺予定位置で血管前壁までの距離を測定する（d）．d の長さ分，ビームの中心から手前に離れた点を皮膚穿刺点（P）とし，穿刺針を 45 度で固定する．

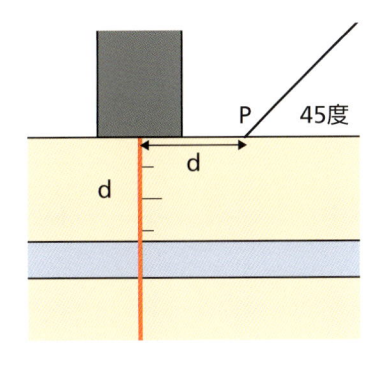

❷ プローブを P にできるだけ近づける．

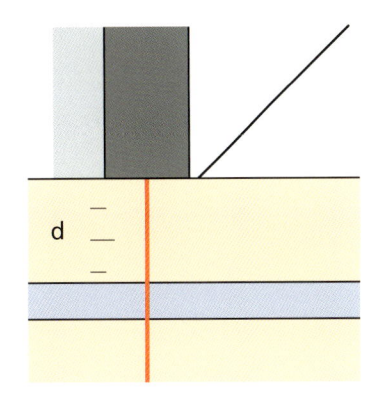

❸ プローブを手前に傾けて，超音波画面上の血管の深さ（D）により θ を設定して固定する．

❹ プローブの正中面に針が含まれていることを確認後，画面に目を移して穿刺を開始する．

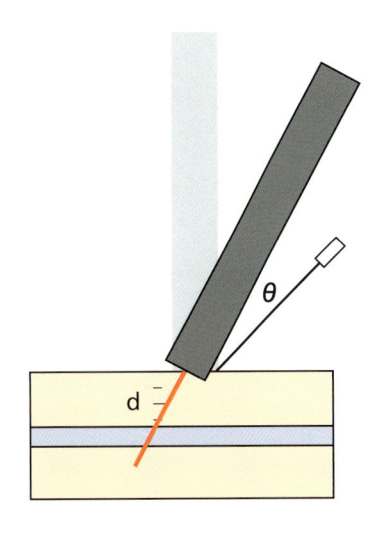

第 3 章　超音波ガイド下穿刺

❺ 超音波画面上の組織の動きで針先の位置を推定しながら針を進める.

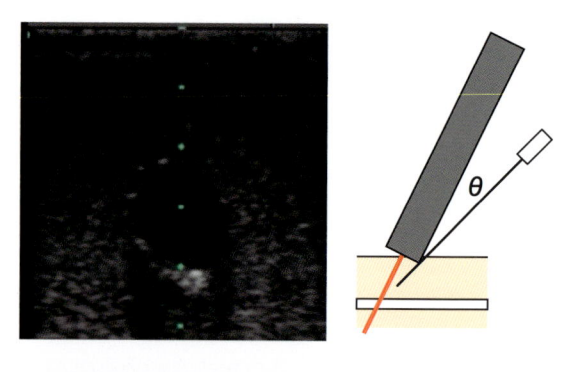

❻ 血管壁近くで高エコーとして針先をとらえて穿刺する.

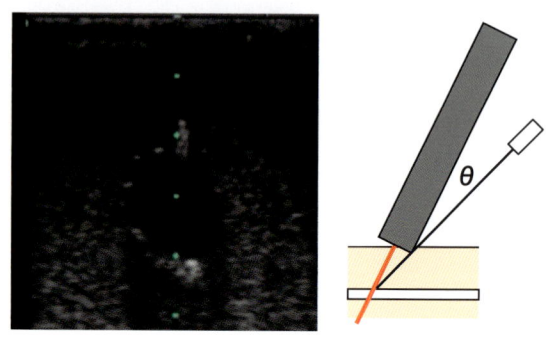

評価法

血管壁の近くで初めて高エコーの針先をとらえる.
画面の正中線に沿って穿刺ができる.

こんな時どうする？ 血管の前壁に針が達しているのに高エコー像に変化しない

■ θ角が小さすぎる.
プローブを立てて針先を確認する.

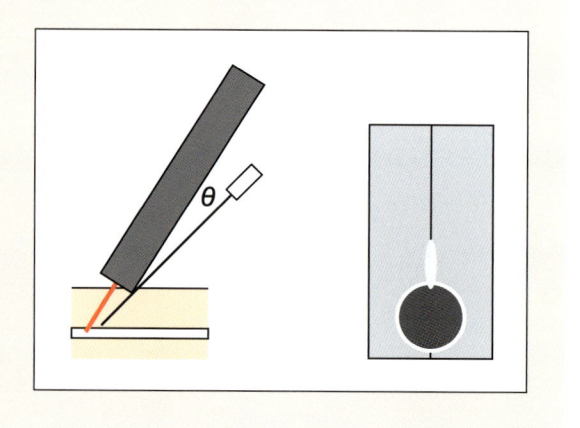

3.1 ◆ガイド下穿刺トレーニング

注意！ 針がスキャン面を通りすぎると，針が進んでも高エコーの画面上の位置は変わらない（左図）．この状態を穿刺がまだ浅いと誤解して針を進めると深部の重要組織を誤刺する（右図）．検出するのは「針」のエコーではなく「針先」のエコーでありこれを見逃してはいけない．通常，固定法での穿刺では画面上の深度（D）と皮膚から血管までの深度（d）の差は3mmほどしかない．dより5mm長く穿刺しても画面に針の先端が確認できないときは針先を見逃している．

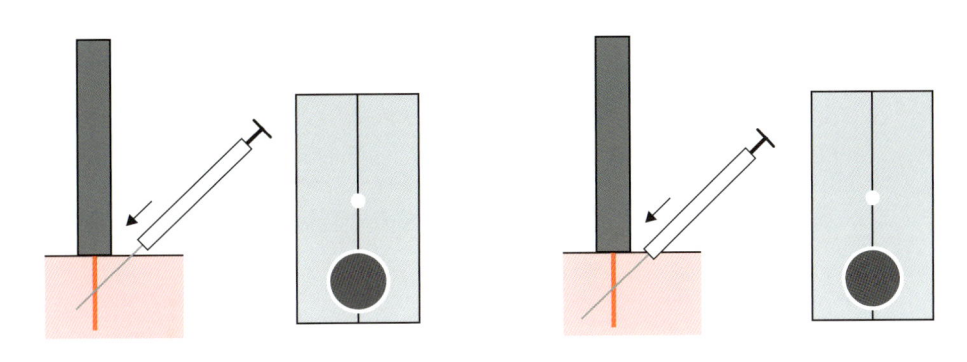

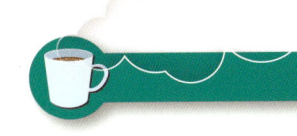

コラム＊COLUMN

射られた矢は途中で方向を変えることはできない

　超音波リアルタイムガイド下穿刺は，その名称から画面上で針の進む方向をみて調整しながら血管を穿刺するような印象を与える．しかし，実際には

　「超音波画像から得られる情報をもとに穿刺方向と穿刺距離を定め，まっすぐに進む針先をリアルタイムに画面上に表示させることで安全を確保する技術」

である．したがって，そのために必要な情報の集積能力と，それにより想定された穿刺路を実現する右手の訓練が大切である．

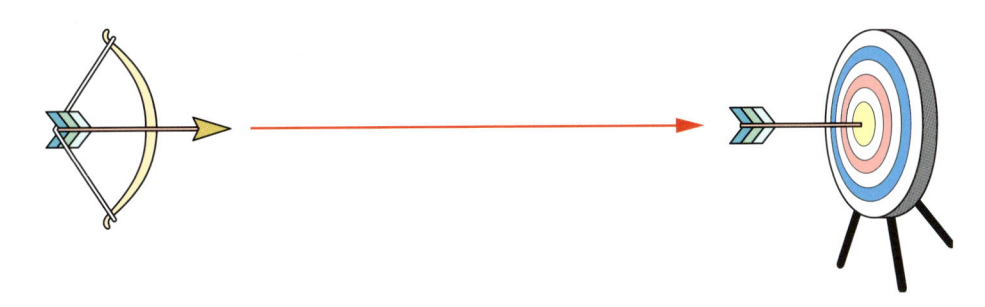

第3章　超音波ガイド下穿刺

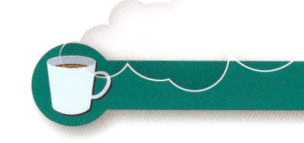

コラム * COLUMN

血管留置針の「へこみ」

　針の先端と外筒の先端の間にはわずかなギャップがある．針先だけが血管内に入った状態で内筒針を抜くと，逆流を確かめたにもかかわらず外筒が血管に入らない．

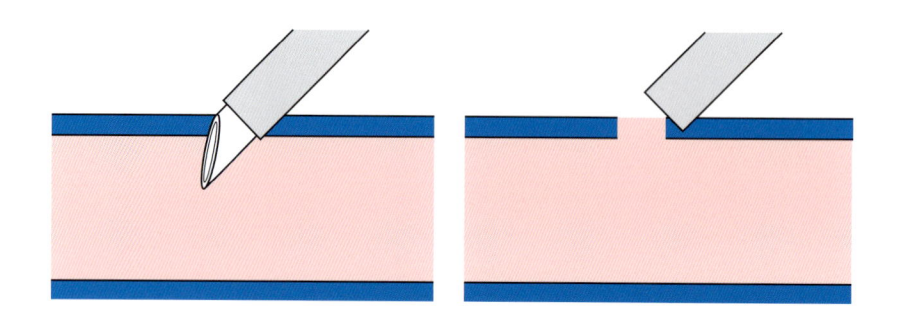

　これを防ぐために，逆流を確かめた位置からさらに2mm針を進めて，内筒針の位置を変えずに外筒のみを内筒針をガイドにして進める．この操作を確実に行うために，針を固定したまま外筒のみを送り込める針の持ち方をマスターしておく必要がある．（→Lesson 9, p.30）

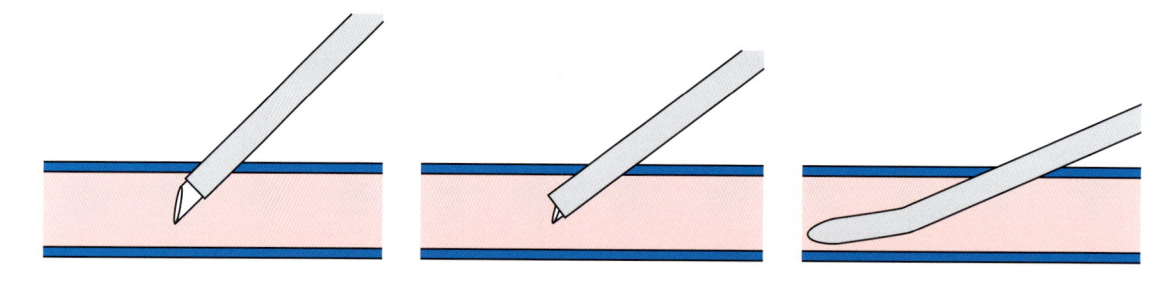

　サーフローF＆F（テルモ）では，内針の先端近くにわずかなへこみが作ってある（図A）．この針では外筒が血管内に入った時に，このへこみと外筒の隙間から内筒と外筒の間に血液が満たされる（図B）．確実に外筒の先端が血管内に入っていることがわかる．痛くない注射器を開発した会社の世に知られていない発明である．このへこみが超音波下穿刺の時の針先の視認性を高めている．

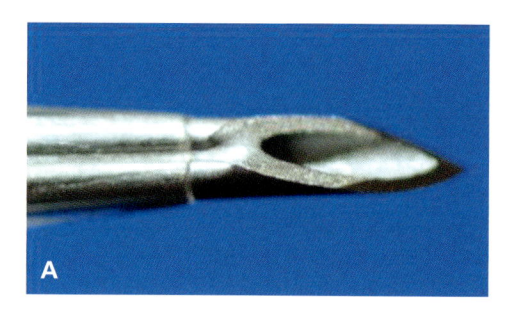

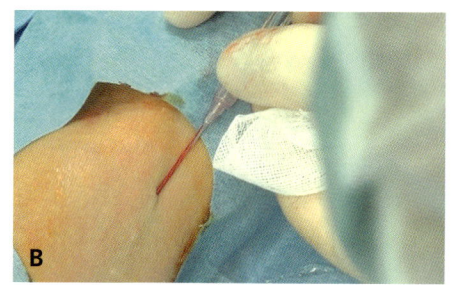

3.1 ◆ガイド下穿刺トレーニング

Lesson 14　針先の追尾

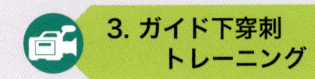

3. ガイド下穿刺トレーニング

穿刺時と同時にプローブを傾け，前方に移動するビームを針が追跡して血管まで針先を進めるガイド下穿刺法「追尾法」におけるプローブと針の協調運動をトレーニングする．

トレーニング方法　　　　　　　　　　　　　　　　　　Training Methods

▶ 超音波穿刺用のパット（深さ3cm）の容器の底を血管の前壁に想定して，底まで追尾する訓練を行う．針の進める速度とプローブを傾ける動作が同調していないと針先を見失う．最初は，右手の針と左手のプローブを交互に動かし，次第にその間隔を小刻みにして最後には連続したスムースな動きに移行させる．

❶ プローブを垂直に把持し，超音波ビームから15mm離れた点を穿刺点に設定する．45度の穿刺角で穿刺する．

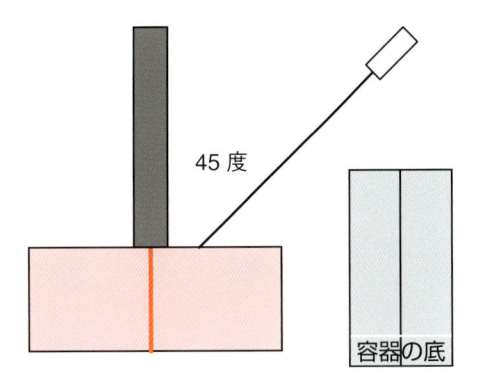

❷ 画面上の深度15mmの位置に針先の高エコーをとらえたら，プローブを手前に傾けてスキャン面を針の前方に移動させる．

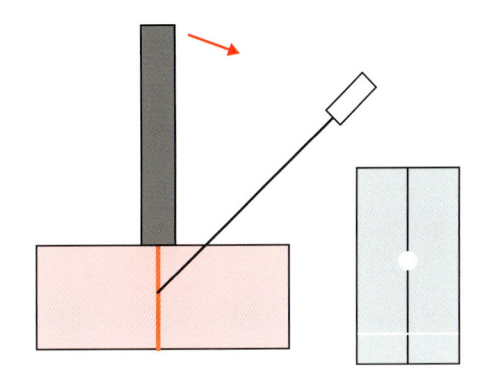

❸ スキャン面を追いかけるように針を進める．

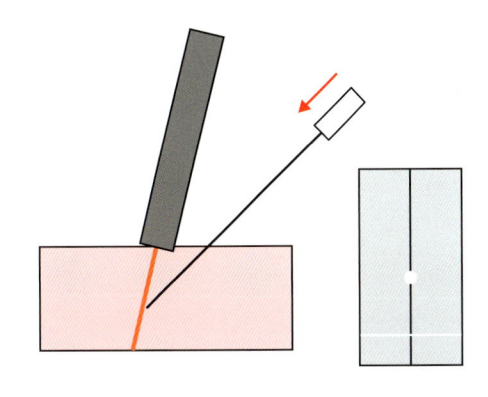

❹ 血管の前壁（容器底）まで❷, ❸の操作を繰り返して針を深部まで導く.

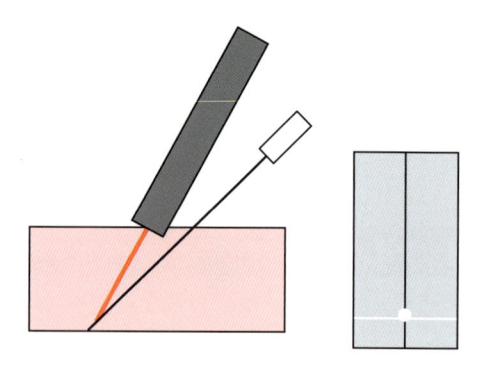

評価法

容器の底（高エコー）まで針先を見失わずに穿刺できる.

こんな時どうする？ 容器の底に針があたっても針の高エコーが途中にみえる

■ プローブを傾ける動作が遅れたため, ビームを針先が通り過ぎている. 危険な状態.

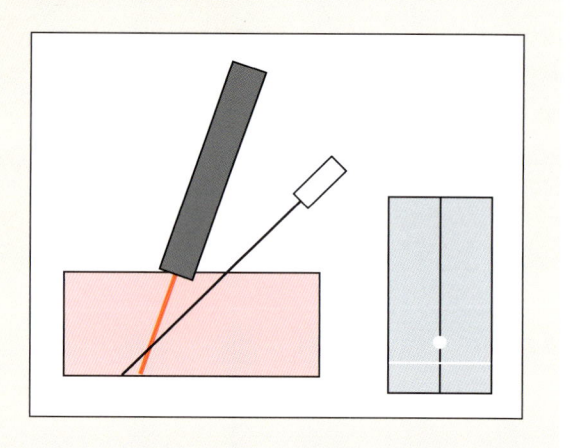

3.1 ◆ガイド下穿刺トレーニング

✱ ここがポイント ✱

スキャン面を追尾する
　超音波スキャン面が針先を追いかけるのではなく，先に進んだスキャン面を針が追いかけるようにする．針が追い越さないようにするには一定の速度で針を進め，針先の高エコー像をとらえる直前にプローブを倒してビームを前方に送る．

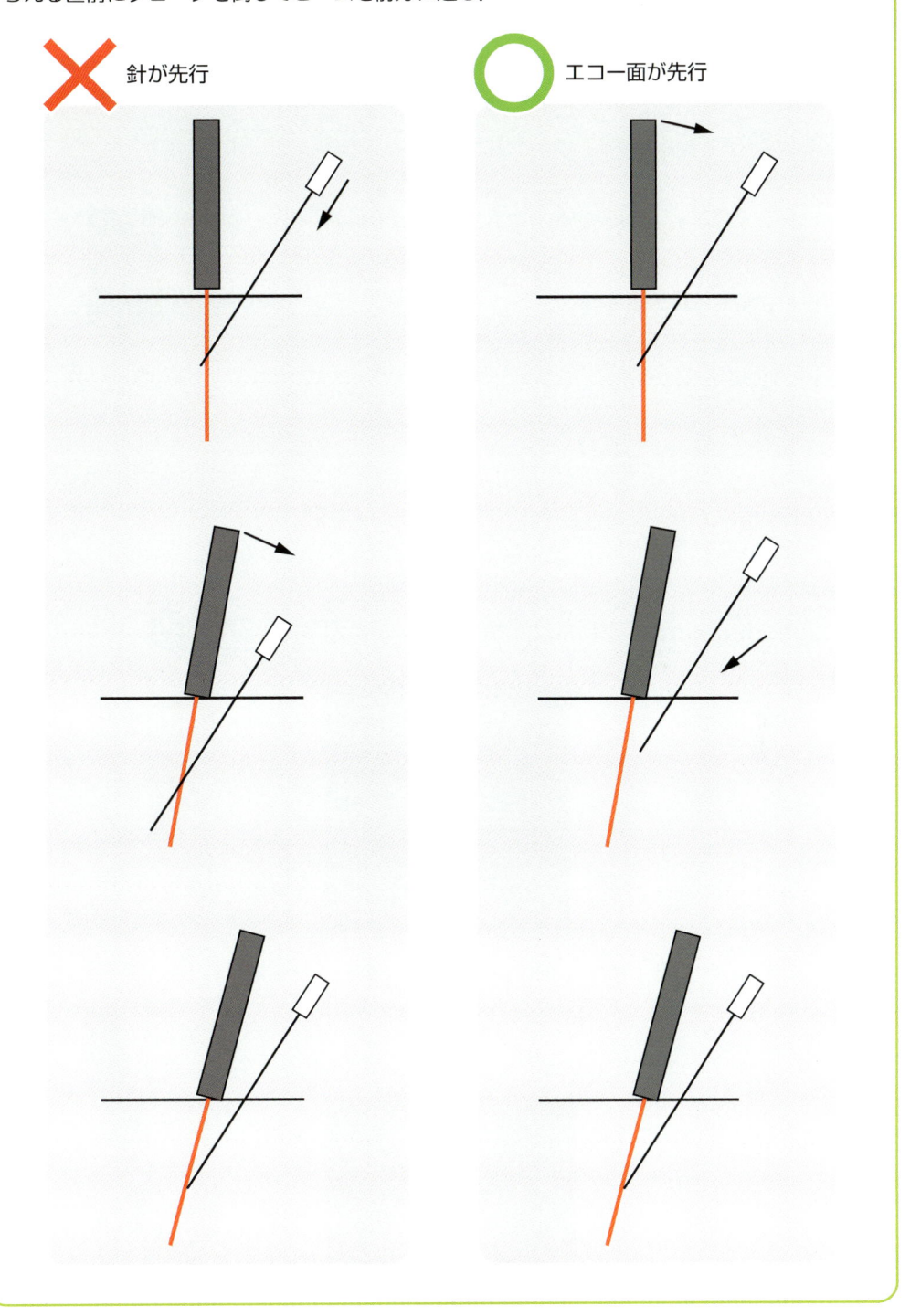

❌ 針が先行　　　　　　　　　　〇 エコー面が先行

第 3 章　超音波ガイド下穿刺

Lesson 15　追尾法によるガイド下穿刺

3. ガイド下穿刺トレーニング

　追尾法は深さ 2 〜 3cm の比較的深い血管の穿刺に利用できる．血管穿刺点（血管に針が入るところ）の深さの情報から皮膚穿刺点（P）を設定し，ビーム面に針の先が通った瞬間からスキャン面を扇状に前方に移動させ，この面を針が追いかけるようにして血管を穿刺する．

トレーニング方法　*Training Methods*

▶ 模擬血管付きの超音波穿刺パットを利用する．

❶ プローブを垂直にした短軸走査で血管穿刺部での血管の深さ（d）を測定する．ビームから d の距離だけ手前の点を穿刺開始点 P とする．
　プローブを d/2 だけ手前に平行移動させる．

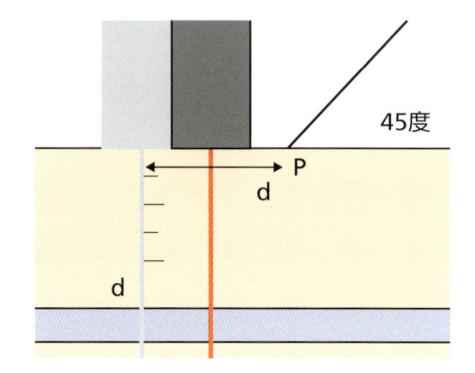

❷ 穿刺角 45 度で穿刺を開始する．深度 d/2 に針先の高エコー像を確認したら，プローブを倒しながら針を進める．

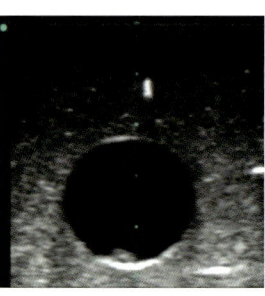

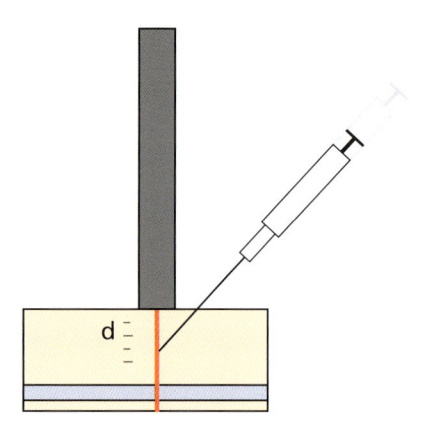

❸ ビーム面を針が追い越さないように注意して，血管の前壁まで針を進める．

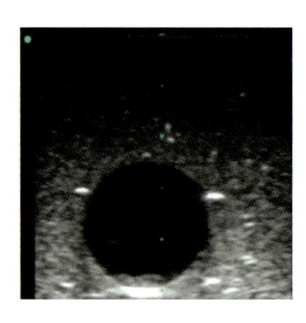

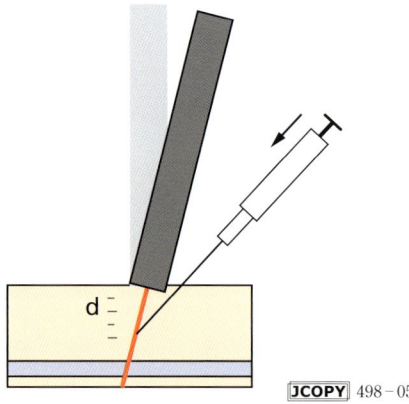

❹ 血管前壁に高エコーを確認したら血管を穿刺する．この時，針に押された血管が変形するのを確認する．

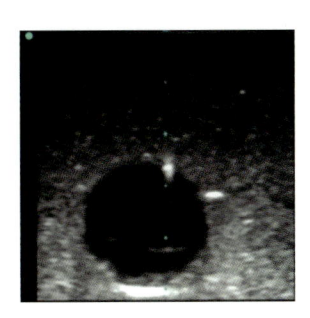

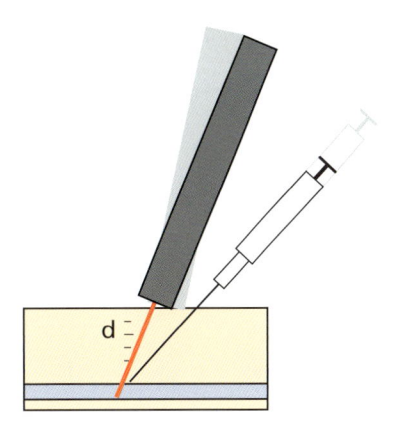

❺ プローブを微調整し血管内に針先を確認し，逆流を確かめる．

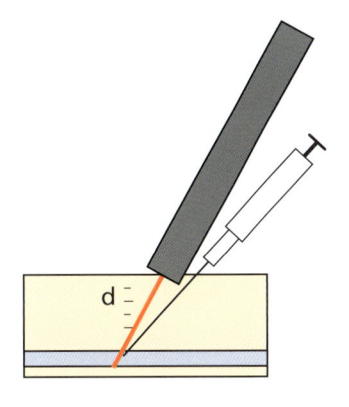

> **＊ ここがポイント ＊**
>
> 　　固定法，追尾法によらず，血管穿刺予定部位で血管前壁に高エコーが出現するように調整する．途中で高エコーがみえてしまうのはプローブを傾ける動作が遅れているからである．針先の「影」を指標にしながら血管穿刺部まで針先を安全を確認しながら導くことが，穿刺中の超音波画像の役割となる．

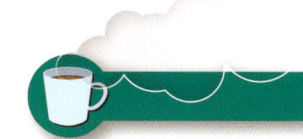

コラム * COLUMN

追尾法か固定法か

超音波ガイド下穿刺法には，

1) 追　尾　法： 針の進行に連動してプローブを手前に倒し，前方に移動するビームを針先が追いかける方法．
2) プローブ固定法： プローブを固定してビームと針との角度θを鋭角にしてビームに沿わせるように穿刺する方法．

の2つの方法がある．プローブ固定法で血管が深くなるとθを鋭角になるが，鋭角のθを実現するには限度がある．20mm以上深い血管を穿刺するためには，あらかじめ手前から穿刺して「深さを稼ぎ」プローブを傾けながら穿刺するのが追尾法である．結局，両穿刺法とも血管に針が到達する時のθは同じになる．追尾法の後半の手技をプローブに血管を近づけたものが固定法と考えれば，両者に本質的な差はない．実際には固定法の途中で追尾法に変わることもあり得る．

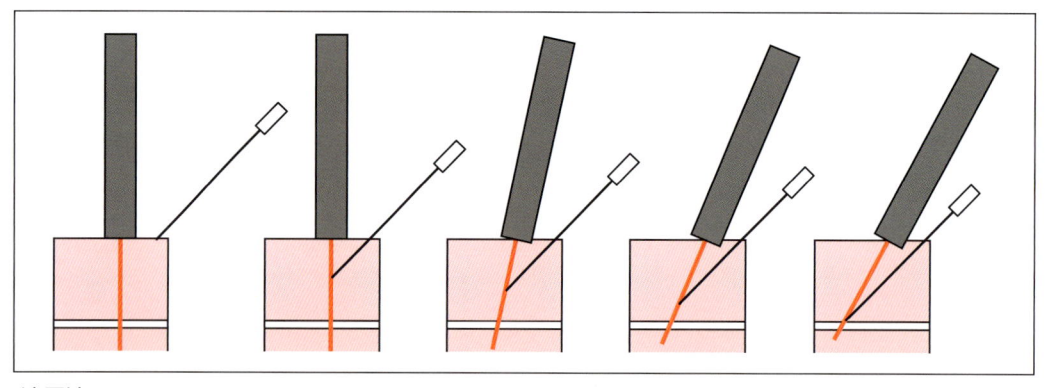

追尾法
途中の深さまで針先を進めておく．

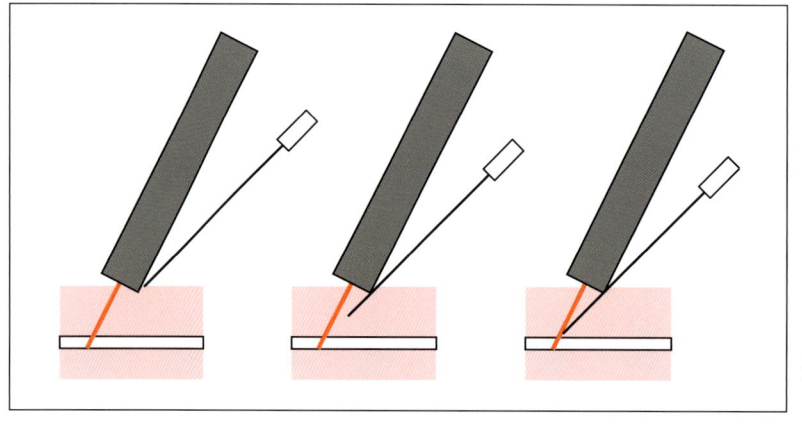

プローブ固定法
追尾法の後半と類似している

3.1 ◆ガイド下穿刺トレーニング

Lesson 16　浅い血管の穿刺　短軸法

3. ガイド下穿刺トレーニング

　プローブ固定法を用いて深さ10mmまでの細い血管の穿刺法をマスターする．超音波装置はプローブの近くでは画像の解像度が悪い．また血管が浅い場合，プローブによる少しの圧迫でも血管がつぶれてしまう．穿刺法はプローブ固定法と変わらないが，浅い穿刺路を描出するにはテクニックが必要である．血管が細いので穿刺角は30度以下に設定して行う．PICCの時の上腕の皮静脈に応用できる．

トレーニング方法　　Training Methods

▶ 5mmの深さにφ5mmの模擬血管の入った浅い穿刺用のパットを用いる．超音波の深度を最も浅い設定とする．

❶ 穿刺角度30度に設定する．プローブを沿わせて傾け画面上の血管の深度を確認する．

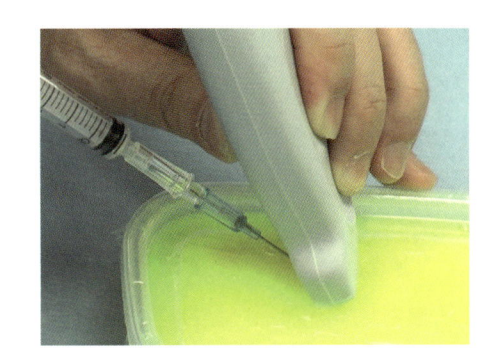

❷ プローブを傾けると画面上は血管が少し深くなったようにみえる．プローブ固定法により穿刺し，血管の前壁に針の高エコーをとらえる．

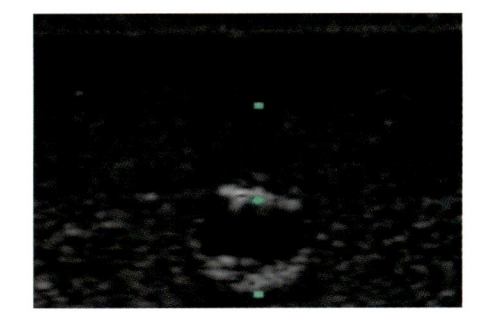

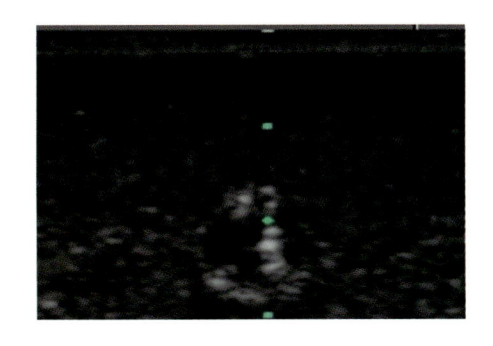

❸ 穿刺したら血管内に高エコーを確かめ逆流を確認する．

●血管の深度とプローブと穿刺針との角度（θ）

　浅い角度での穿刺を想定してプローブを皮膚から浮かせるように持った場合のプローブと針の関係は，以下の表のようになる．血管が浅い程プローブが垂直に近づく．

浅い穿刺の時の血管の深さとθ

d	D	δ（W＝7）	θ
5mm	7.1mm	40mm	約45度
7mm	10mm	28mm	30度

d： 血管深度（血管前壁から皮膚までの垂直距離）
D： 穿刺深度（プローブを斜めに固定したときの画面上の血管までの距離）
δ： プローブを持つ親指の地点でのプローブと針の距離
θ： 針とプローブの角度

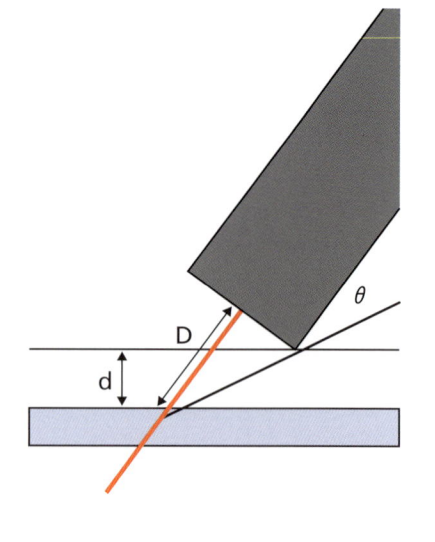

注意! 　θが大きいほど画面上は，突然針先の高エコーが出現する感じになる．穿刺する深さとθの関係を繰り返し体感する．血管をプローブで圧迫すると穿刺できなくなる．

こんな時どうする？　プローブを倒すと画面がみえなくなる

■血管が細い時には浅い穿刺角で穿刺してガイドワイヤーがスムースに入るようにしたい．また，プローブを皮膚に押し付けると画像はよくなるが血管が浅い場合，皮膚の変形により潰れてみえなくなってしまう．
この場合には皮膚との隙間をエコーゲルで埋めるとよい．皮膚とプローブが線で接するように傾けたまま（図A）皮膚についたゲルを押しのけるように穿刺部まで移動させ，ゲルの山をつくる（図B）．ちょうど，除雪車が雪を押し除けるような具合である．ゲルがプローブのスキャン面と皮膚の間を埋めると血管までの距離が稼げる．プローブの角度を60度とすればこれによるスペーサー効果は約4mmで，血管まで10mmの距離が取れる．この時，プローブを浮かせるように持つのがコツである．「雪かき」のあとプローブを垂直にすると，せっかく作ったゲルの山が潰れてもとに戻ってしまう．

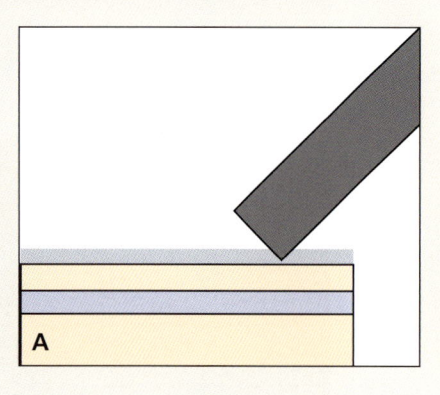

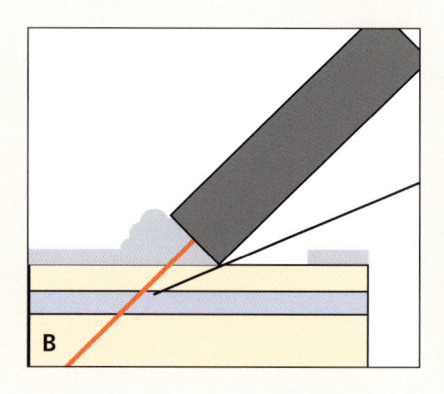

3.1 ◆ガイド下穿刺トレーニング

Lesson 17　浅い血管の穿刺　長軸法

3. ガイド下穿刺トレーニング

　血管を長軸にとらえてプローブの側面から，針先のエコーをとらえながら穿刺する．幅1mmしかないスキャン面から針が逸脱しないようにまっすぐに穿刺する技術が要求され，初心者向きの方法ではないが，血管の穿刺以外にも針生検や神経ブロックなどで用いられている基本的穿刺技術である．上腕皮静脈など，浅く動脈などが並走していない血管には有用性が高い．

トレーニング方法　　　　　　　　　　　　　　　　Training Methods

▶ 超音波穿刺用パットを用いてスキャン面に沿って針を進める．最初は模擬血管のないところで練習をする．

❶ プローブを垂直にした状態で血管の長軸をとらえる（図A）．

❷ プローブ側面のガイドライン，穿刺点，針尻，頭の位置が同一の垂直平面上にくるように，術者の目の位置，針の先端の位置，針尻の位置を決める（図B）．

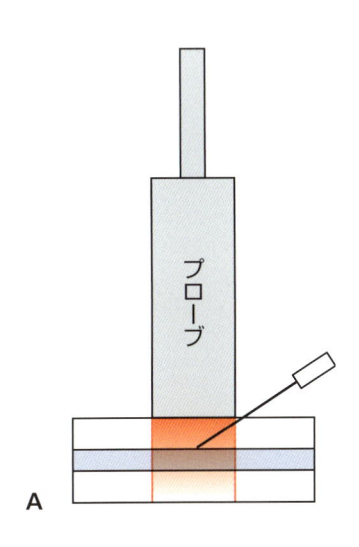

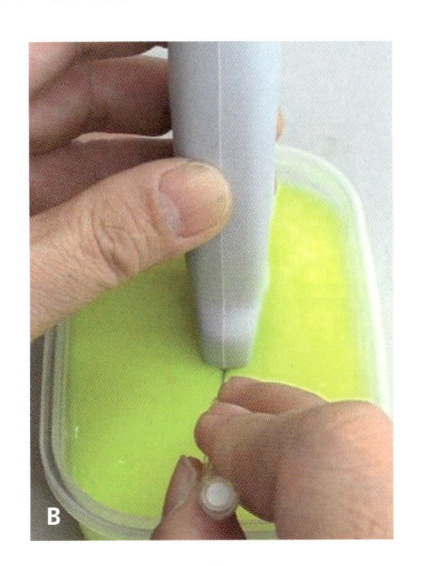

❸ 画面をみながら針をまっすぐに穿刺し血管壁を針先が押していることを確認後穿刺する．血管の前壁に針先（○）を認識．

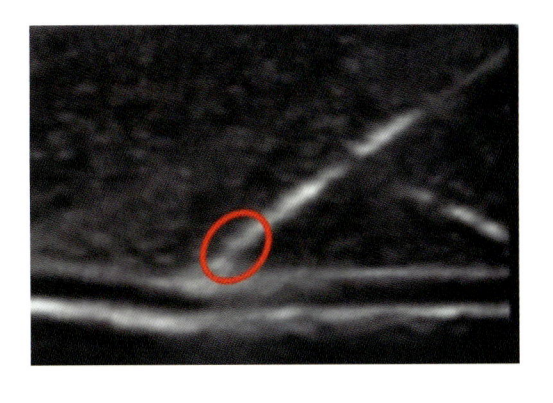

第3章　超音波ガイド下穿刺

> **評価法**
> 針のエコーが全長にわたって描出され，血管穿刺ができる．

こんな時どうする？　針先のエコーを見失う

■穿刺方向がスキャン面とずれていると，針先のエコーは針が血管に近づくにつれ薄くなっていく（図A）．

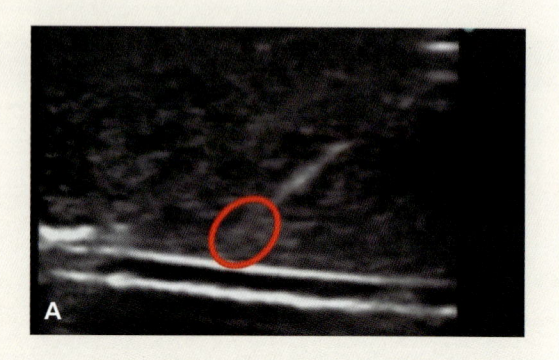

■原因はプローブが垂直でないか，視線方向がプローブの長軸と一致していないかである．プローブを垂直にして回転角を微調整して長軸をとらえたら，プローブ軸の延長上に術者の体を移動させ，プローブ側面のガイドラインを含む面に針をおき穿刺する．

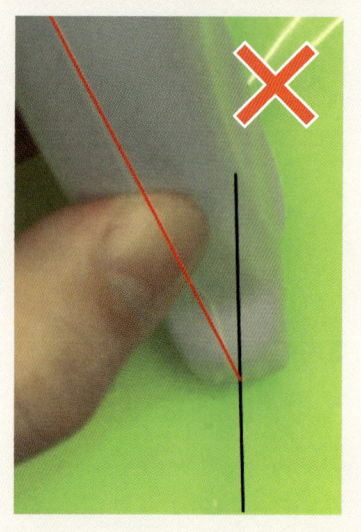

プローブの長軸（赤線）が垂直になっていない．

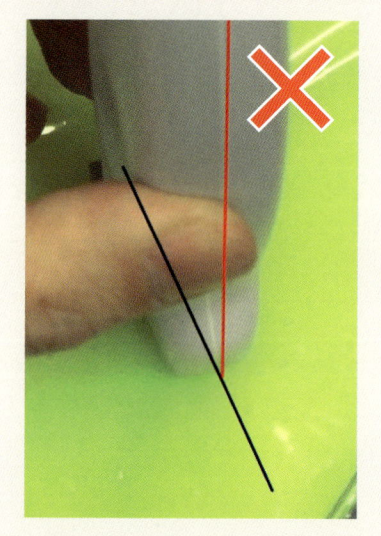

プローブの短軸（黒線）が視線方向と一致していない．

3.1 ◆ガイド下穿刺トレーニング

注意! 針先のエコーを見失ったら，針を進めてはいけない．針を進めるとひょっとしたらみえてくるかもしれないと期待したくなるが，針先がみえなくなるのは穿刺方向がずれているからであり，穿刺にしたがって誤差は大きくなる．つまり，だんだんみえなくなる．また，穿刺の途中で針先の方向を変えることもできないし，プローブを操作して針を検出してもその時には血管は描出できなくなっている．深く穿刺するまえに条件を整えてやり直す．無理な期待は禁物である．

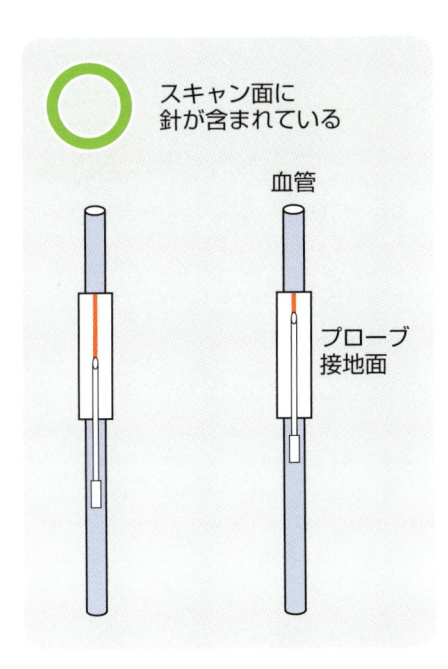

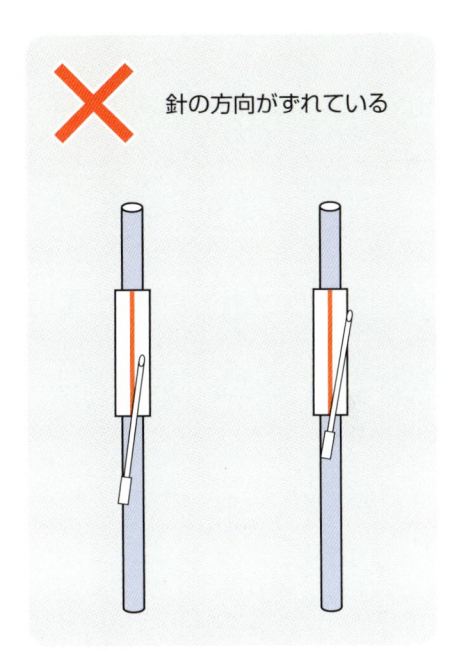

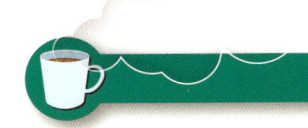

○ スキャン面に針が含まれている　　　× 針の方向がずれている

血管
プローブ接地面

コラム＊COLUMN

針の「切れ」

　超音波ガイド下に血管を穿刺すると針により切れ具合にかなり差があることがわかる．切れない針で穿刺すると血管の前壁が凹んで血管内になかなか入らない．針先は刃物なので，穿刺対象との相対速度が必要である．そのためにも一定速度で進む針先をリアルタイムに描出できる左手のスムースな動きが要求される．当然，繰り返して穿刺した針は切れ味が鈍麻する．やり直しをするときには穿刺針は新しいものに変える．

　針先が皮膚を貫通するときに皮膚面が凹むと超音波画像がみえなくなる．超音波ガイド下に穿刺する際には，皮膚は別のメスや針でカットしておき穿刺針は針先を皮下においた状態で穿刺を開始する．

第3章　超音波ガイド下穿刺

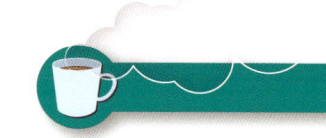

コラム * COLUMN

採血と雑用

　針が血管にあたった感触を感じたら，素早く針を10度ほど回転させながら進めるとスムースに血管内に挿入されることを研修医の時代に採血の経験から体得した．ベベルの側面がメスのような働きをしているためと推測している．血管壁に針先があたった時の感覚や血管壁を突き抜けた時の感覚は，言葉で説明しても理解されない．数多く採血をして始めて知ることができる特殊な感覚である．

　初期研修制度が始まったころ，医師が採血をしないですむ病院に研修医が集まった．もし，そのような環境で研修を受けられたとしたら，採血や末梢ラインの確保に励み，この特殊感覚を研ぎ澄ますことをおすすめする．

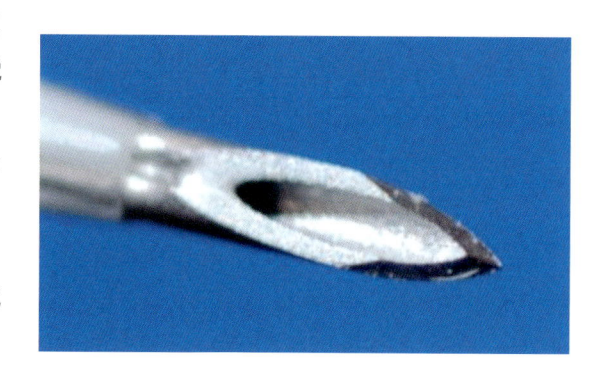

Section 3.2
超音波ガイド下穿刺の基本

　アクセス血管に共通した描出法と穿刺点，穿刺方向，動静脈の鑑別，Landmarkなど血管を安全に穿刺するために必要な基本を理解する．

◉アプローチ方法に共通するプローブの基本操作

1) プローブは皮膚面に軽く接触させ浮かせるように固定する．腹部用の超音波装置と同じように皮膚に押し付けると静脈は潰れてみえなくなる．
2) 血管に対して長軸方向と短軸方向のスキャンを併用する．
3) 動脈と静脈の鑑別法
　動脈はプローブの圧迫により断面の形が変わらないが静脈は容易に変形する．穿刺予定の血管の走行だけでなく，動脈，肺，肋骨や鎖骨など周囲の構造物の位置を確認する．拍動は心臓の近くの静脈でもみられるので鑑別には使えない．
4) プローブの固定
　体表は練習用のパットと異なり必ずしも水平ではない．プローブが左右に倒れていると穿刺方向とのズレが生じるので，患者の体位を変えて可能なかぎり穿刺部位を水平にした上で，視線方向に対して左右に傾かないようにプローブを固定する（➡3.4「上腕皮静脈のガイド下穿刺」，p.66）．
5) 術者の体位の調整
　プローブの回転角の微調整が終わったら，プローブの正中面が術者の体軸と一致するように立ち位置を変更する（プローブを正面視する位置に体軸を置く）．
6) 超音波画面の位置
　視線方向の延長線上に超音波の画面をおき，目線の移動を最小限にする．

◉血管穿刺点と皮膚穿刺点

　皮膚の穿刺点（P点）と血管に針が入る部位（V点）を超音波画像を用いて決定する．
　穿刺に伴う合併症は深部すなわち血管穿刺部V点近くで起こる．したがって，まず安全なV点を定め，測定された深さや位置をもとにP点を決めて皮膚にマークする．V点を皮膚に投影した点はV'で，これはP点とV点を結ぶ直線と同じ平面にある．鎖骨下穿刺についてはLesson 28（➡p.93）を参照．この時の目の位置はV−V'−P点の平面と同じにないと意味がない．超音波を用いたLandmarkの設定においてもプローブに対して正面視する位置に立ってマークし，その時と同じ位置に目を置いて穿刺する（次頁図A）．

第3章　超音波ガイド下穿刺

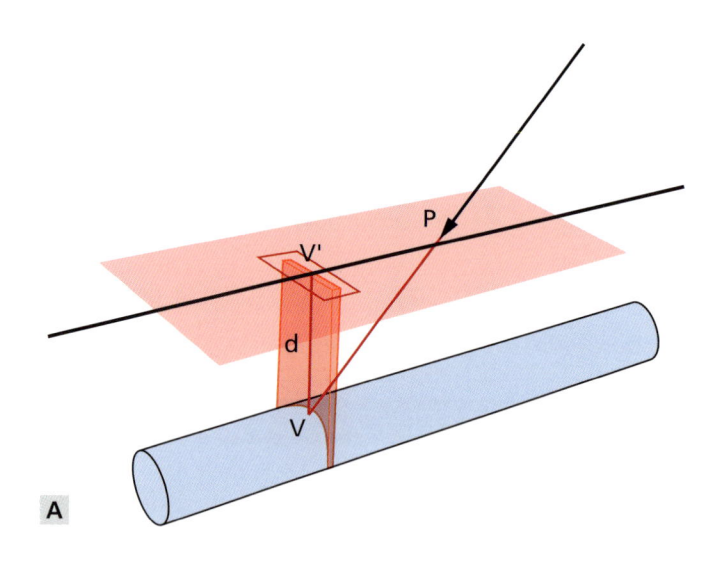

A

●穿刺角

　中心静脈は太いので，通常45度の穿刺角でもガイドワイヤーを安全に進めることができる．しかし血管が細い上腕の静脈や血管が虚脱している場合には，穿刺角度を浅くしないとガイドワイヤーが入りづらい．

●V点の決定と安全確認

❶ プローブを血管軸に沿って平行移動させて，以下の条件を満たす点Vを決める．

- 直線的な血管走行
- 重要臓器が近接しない
- 手前に穿刺可能な皮膚穿刺点（P）が設定できる

❷ 長軸方向にスキャンして穿刺方向の左右の安全を確認する．また，V点の深部側の安全も確保する．

❸ V点の皮膚からの深さdを測定する．

❹ 想定した血管軸上V'からdの長さだけ手前をP点（皮膚穿刺点）としてマークする．

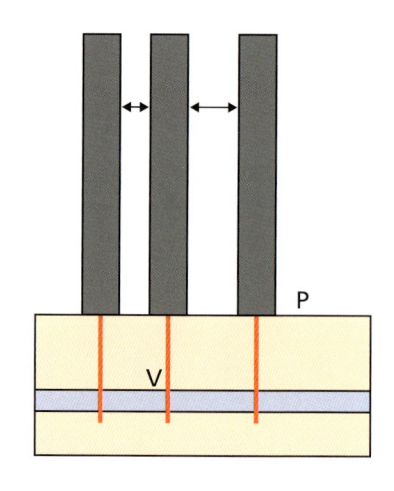

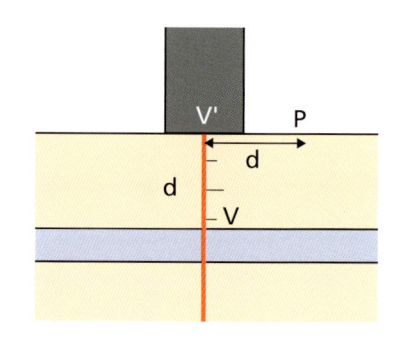

❺P 点に接してプローブを短軸方向に置きプローブを手前に傾けて前方をスキャンし穿刺方向の安全性とプローブの回転角を補正する（➡Lesson 5, p.17）．前方の安全確認では予定する穿刺角までプローブを傾けて針の予想穿刺経路を観察する．プローブの正中線に沿って針を進めるには，プローブの回転角の補正は不可欠である．回転角を変更したら術者の目の位置も微調整してプローブを常に正面視するようにする．

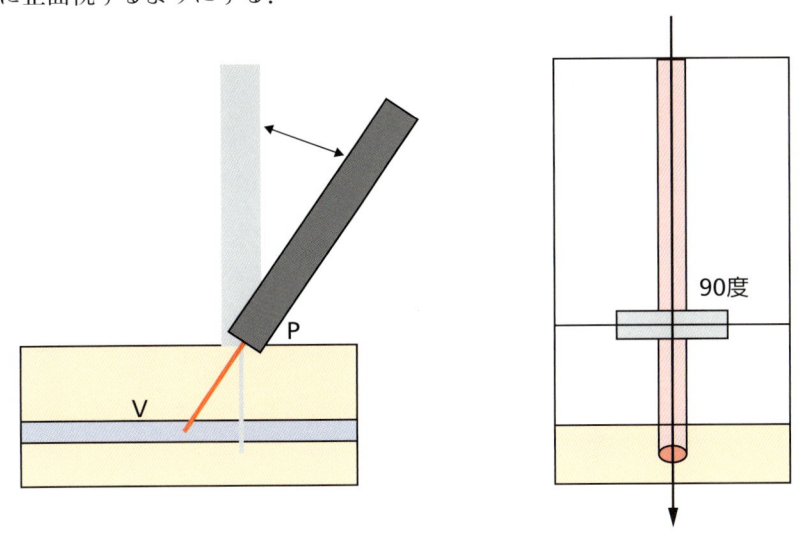

ここがポイント

局所麻酔と皮膚切開

　皮膚を針が皮膚を貫くときの皮膚面の変形により，超音波画像の鮮明度が低下する．皮膚の麻酔は表皮に最小限に行う．リドカインの貼付薬（ペンレス）を前もって消毒前に貼っておくのもよい方法である．皮膚穿刺部位は予め真皮の下までメスか針で切開し，針の先端を皮下に入れた状態でプローブを沿わせる．血管が浅いほど皮膚穿刺位置はプローブに近接するので細かな配慮が針先の視認性を左右する．

第 3 章　超音波ガイド下穿刺

Section 3.3
内頸静脈のガイド下穿刺

Lesson 18　内頸静脈のガイド下穿刺の実際

7. 内頸静脈アプローチ

安全に穿刺できる部位と方向を超音波を用いて設定し，超音波画像を見ながら穿刺する．

❶ 内頸静脈の走行を確認し，安全な穿刺可能部位を決め視線を穿刺予定方向に一致させる．
❷ プローブを垂直にして安全に血管穿刺部（V点）を決め，皮膚から血管前壁までの距離を測定する（d）．
❸ dと同じ距離手前に離れた点を皮膚穿刺部P点とし，前方の安全を再度確認し表皮にのみ局所麻酔を行い，皮膚を小切開する．
❹ 注射器をつけた穿刺針の先を小切開部から皮下に入れ，皮膚との角度を45度で固定する．プローブを近接させて画面上の血管の深さを参考に，針とプローブの角度（θ）を決める．
❺ 針がプローブに対してまっすぐ向いていることを確認後（図A），視線を画面に移して穿刺する．浅い部位の筋膜の高エコー層は針が通過するときに凹むので，針先の深度を推定できる．
❻ 血管の前壁に高エコーを確認し，針で前壁が変形することを確認し（図B），血管壁を穿刺する．血管壁の変形が戻った後，血管内に針先の高エコーが確認できる（図C）．

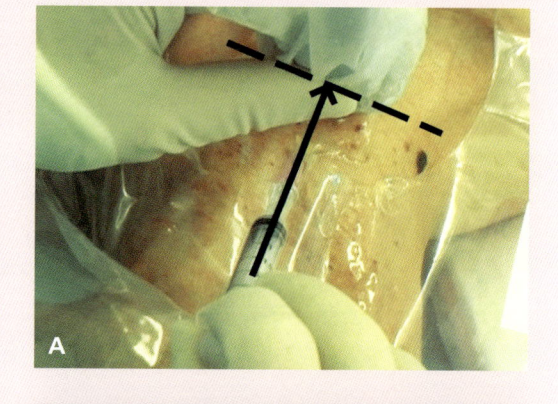

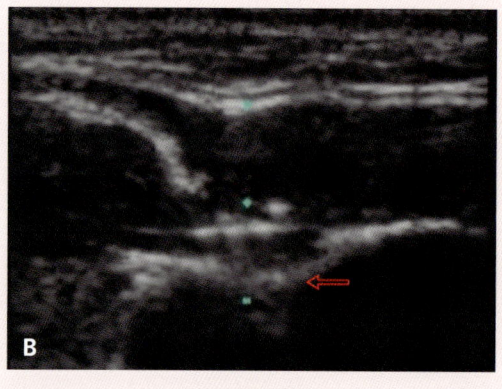

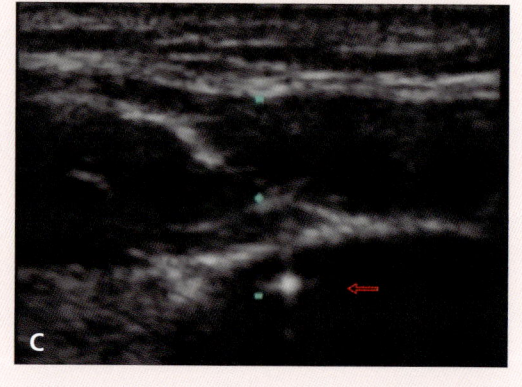

❼ ガイドワイヤーを挿入する．

3.3 ◆内頸静脈のガイド下穿刺

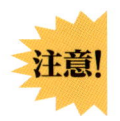

注意! 皮膚から血管までの深さの1.4倍穿刺すれば血管に届くはずである．超音波画像で針先を確認できない時にはそれ以上針を進めない．

こんな時どうする❓　針先を見失う

■針によるゴースト像と血管壁や筋膜の変形を指標にする．
針先がビームを通り過ぎていることが多い．針に押された組織の変化による画像の変化（ゴースト像）を指標にしてビームを前方に送り，ビームを針が追いかけるようにする（➡Lesson 12「ココがポイント」，p.42）．

■血管壁の手前で針によるゴースト像を捉える（○）．針そのもののエコーより薄い．この時点でプローブを手前に傾けて，ビームを前方に移動させる（追尾法）．

この時，浅い位置にある筋膜も変形していることがわかるが，針そのものが貫いている像は得られない．

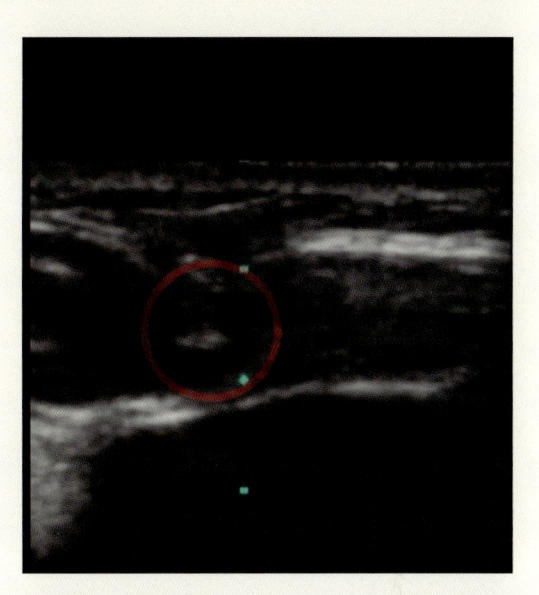

■針を進めると，血管壁の変形と薄いエコー像が血管壁に接して再度認められる．針で血管壁をつつくように動かして確かめ，勢いをつけて血管壁を貫く．

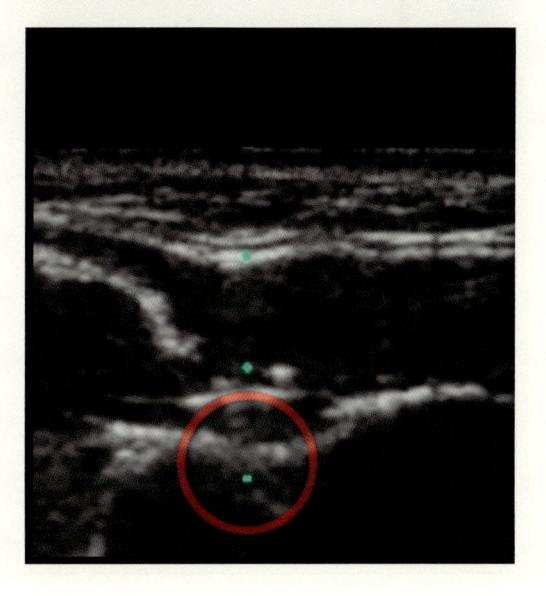

■針に押された血管壁はもとの位置に戻り，血管内には針そのものによる高エコーが認められる．

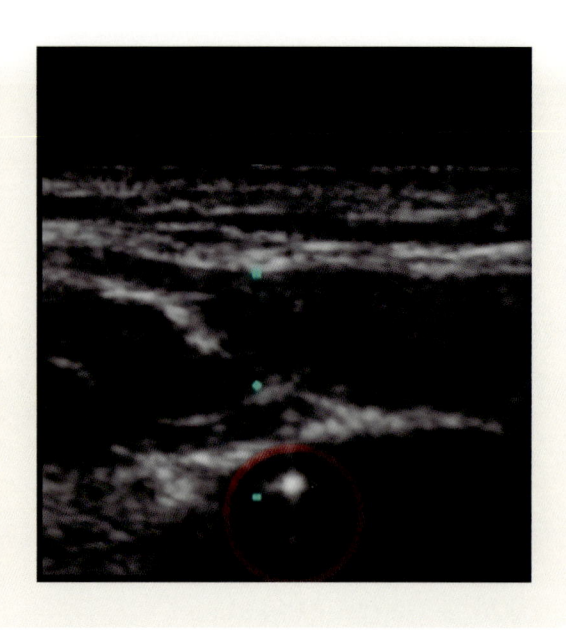

こんな時どうする？ 針先が正中を外れる

■**プローブを垂直に**
頸部では皮膚面が曲面になるが，プローブは皮膚に対して垂直ではなく術者の視線方向に対して左右に傾かないように固定し，視線をプローブに合わせる．

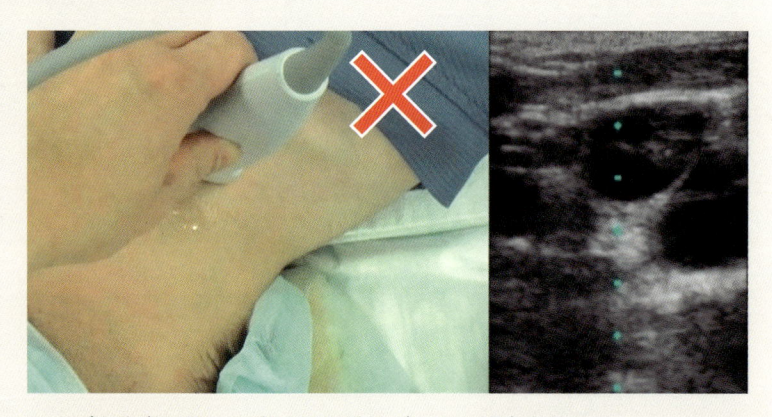

ローブを皮膚に沿って当てると針はビームの正中を外れる．

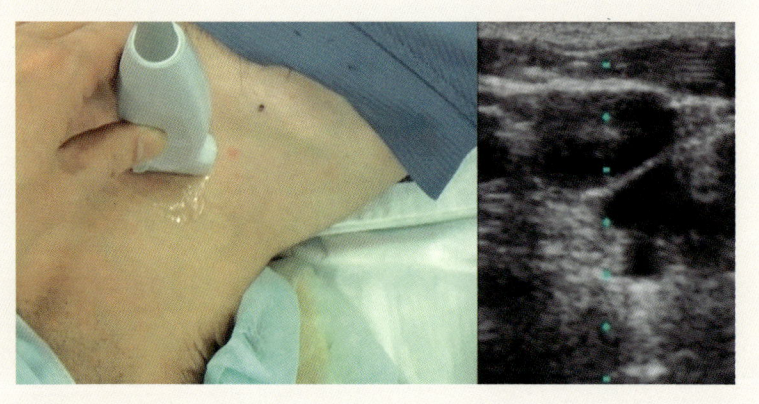

垂直にあてる．

◉ 視線方向の補正

プローブの回転角を補正した場合には，術者の視線とプローブの正中線が一致する場所に目線を移動する．

プローブの片側の側面が見えている状態．このまま穿刺すると針が正中を進まずに見失う（➡ こんな時どうする「針先のエコーが画面の正中からずれる」，p.39）．

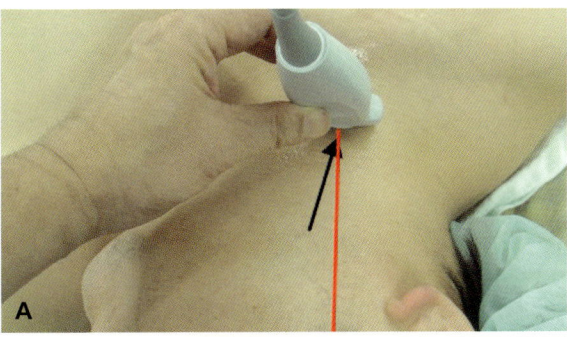

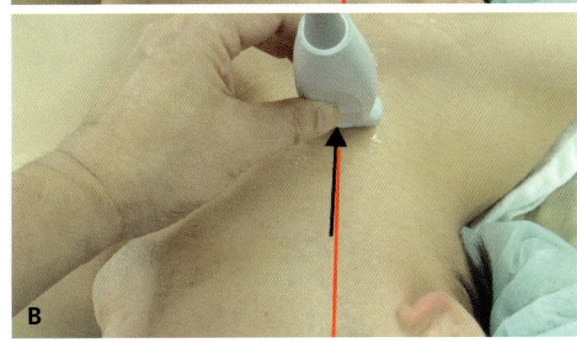

A

プローブの軸と視線方向が一致している．

B

✳ ここがポイント ✳

皮膚から静脈までの距離が長いほど（皮下組織が厚いほど）同じ角度で穿刺しても皮膚穿刺部と血管の穿刺部位は離れ，血管穿刺点は足側に移動する．つまり，血管が深くなるほど広い前方安全域（矢印）が必要になる．

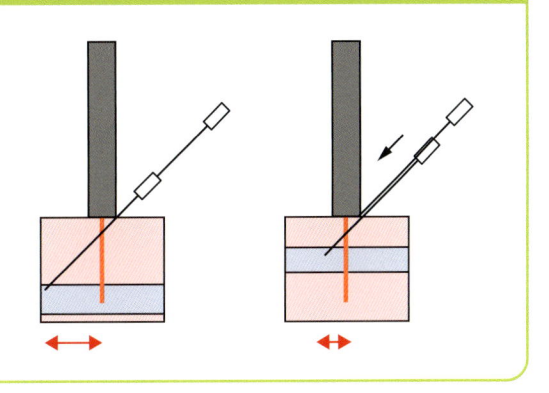

第3章　超音波ガイド下穿刺

Section 3.4
上腕皮静脈のガイド下穿刺

　穿刺に伴う気胸や動脈穿刺などの重篤な合併症の危険性が少ないため，リスクの高い患者でも適応となる．

● PICC挿入法の基本

　末梢挿入中心静脈カテーテル（peripherally inserted central catheter：PICC）は，上腕の静脈から長いカテーテルを中心静脈まで挿入する方法で，動脈や肺などを誤刺する危険がない．肘関節近くからの挿入では前腕の屈曲によりカテーテルの閉塞や血管炎の可能性が高いので，上腕の皮下静脈を超音波画像で確認して穿刺する．この位置であれば，カテーテルの固定も容易で患者の負担も少ない．ガイドワイヤーを使ってカテーテルを中心静脈まで挿入する．ダブルルーメンのキットも発売されており皮下ポートの留置も可能である．

　血管が深さ5mm以下にある時には，穿刺しながら超音波で描出するのが難しいので，超音波にてLandmarkをおいてからカニューラ針を穿刺して行う方がやりやすい（➡Lesson 30, p.109）．

● 穿刺部位

　上腕尺側皮静脈（basilic vein）が第一選択である（○）．cephalic veinもアプローチ血管として利用可能である．また，上腕静脈は描出が容易であるが，動脈や正中神経と並走するので用いない．末梢静脈なので静脈弁がありガイドワイヤーを挿入の際に障害になることがあるが，ワイヤーの回転動作を使って静脈弁を越える．静脈弁を損傷すると血栓の原因となるのでガイドワイヤーやダイレーターの操作は丁寧に行う．

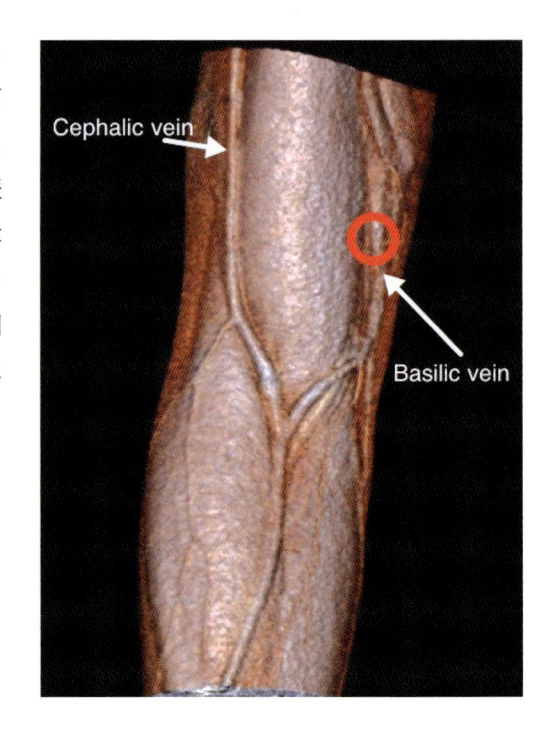

3.4 ◆ 上腕皮静脈のガイド下穿刺

Lesson 19 上腕尺側皮静脈のガイド下穿刺の実際

9. 上腕皮静脈アプローチ

血管が5mm以上の深さを走行している場合には長軸方向で超音波で確認しながら穿刺する．

❶ プローブを垂直にした状態で短軸スキャンを行い，皮膚穿刺予定点に局所麻酔して18Gの注射針かメスの先で皮膚小切開を行う．

❷ 皮下に針先を入れた状態で15〜30度の穿刺角で穿刺方向を確定する．

❸ 針先にプローブを近づける．

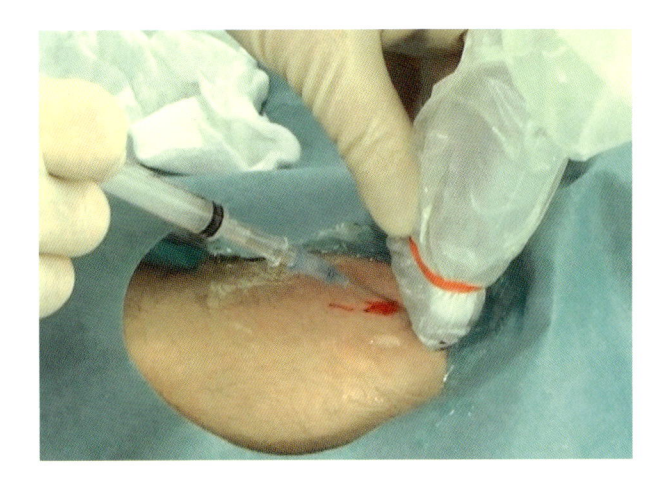

❹ 正中に血管が描出されプローブに左右の傾きがないことを確認し，画面上の血管の深さから針とプローブとの角度を決める．

❺ 目線を画面に移し針を進め，針先の高エコーが血管の前壁を押して血管が変形するのを確認し穿刺する．

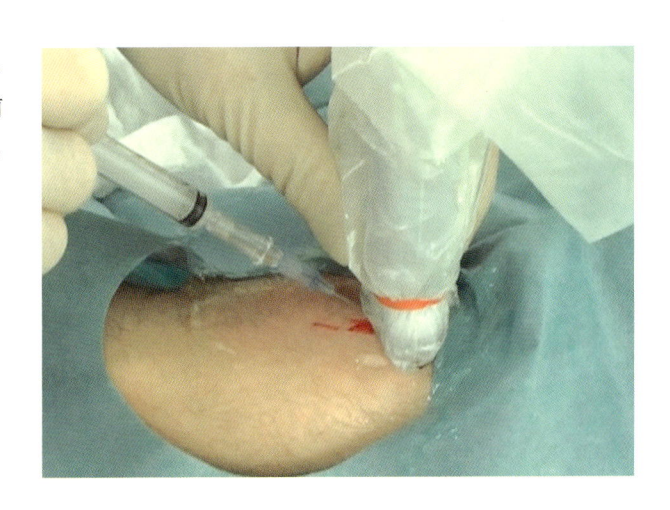

第3章　超音波ガイド下穿刺

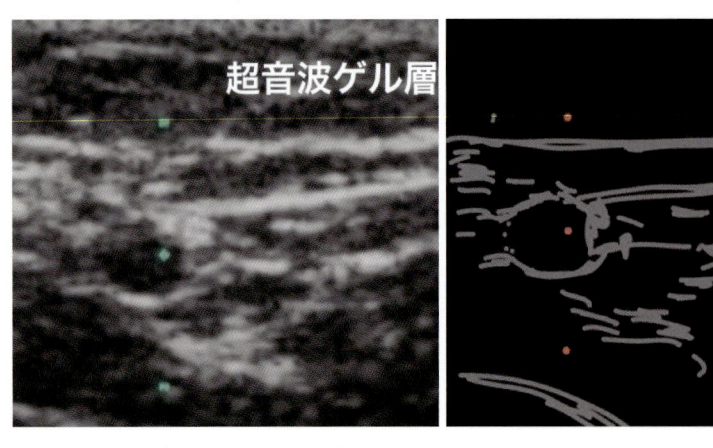

厚さ5mmのゲル層を通して観察．

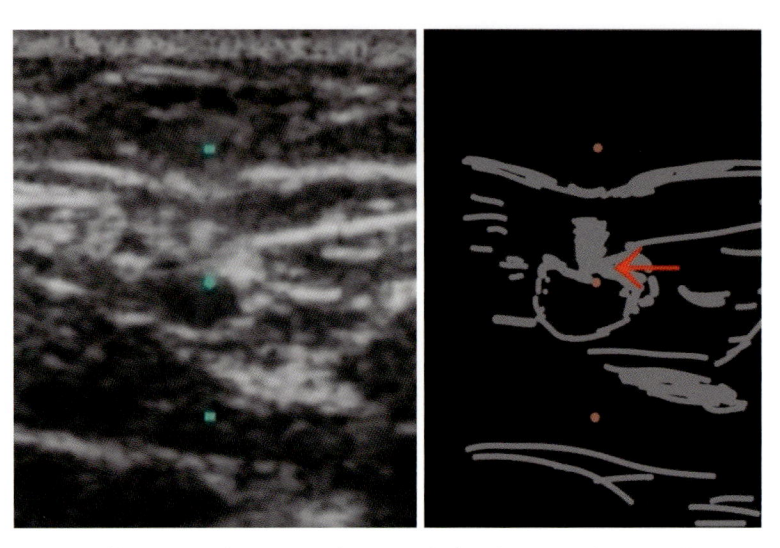

血管の手前に針先の高エコーを確認．針（←）に押されて変形する静脈．

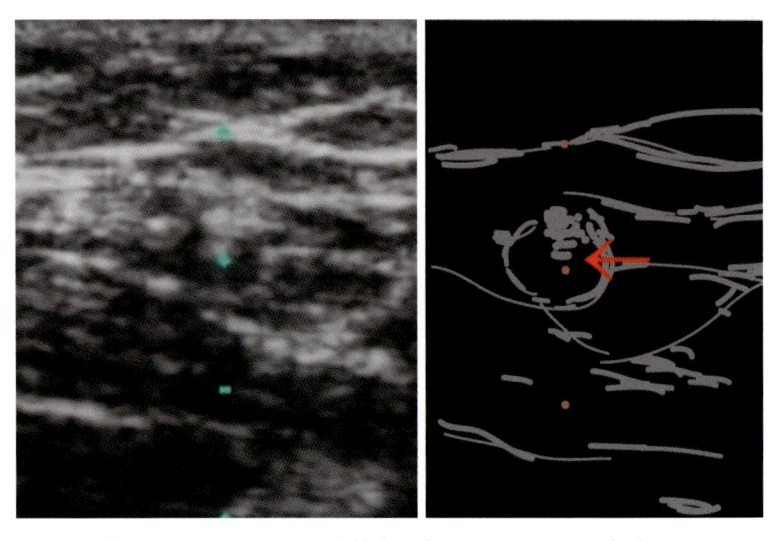

穿刺後血管の形はもとに戻り，血管内に高エコーを認める（←）．

❸ 血管内に針先を確認したら逆流を確認し（↓），プローブを外して左手で外筒カニューラを進める．

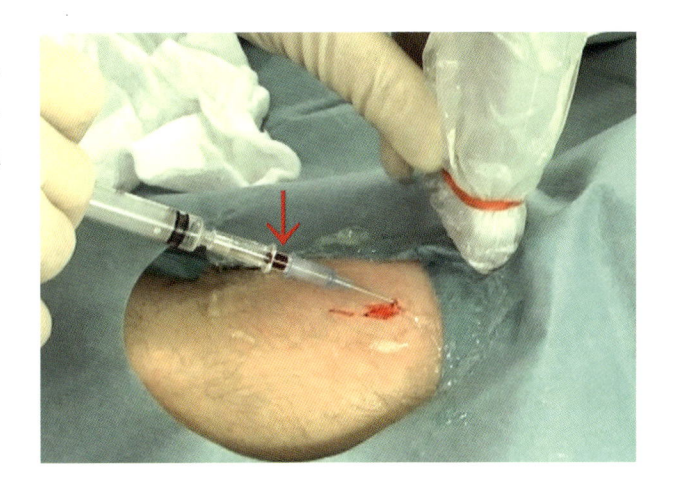

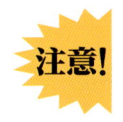

注意！ PICC用のガイドワイヤーは特に細くまたコーティングがされている．金属の注射針に入れるとコーティングが剥がれたり断裂したりする危険があるので，挿入時にはカニューラ針を用いる．

こんな時どうする？ 穿刺しようとすると血管がみえなくなる

■浅い穿刺では特に，穿刺時の超音波画像を確保するために対策が必要である．

1) 皮膚を圧迫しないようにプローブを固定
2) 十分なゲルを使用
3) 局所麻酔は必要最小限
4) あらかじめ皮膚を小切開

P！ ＊ここがポイント＊

超音波装置は穿刺方向の延長上に設置する．画面をみるために首を動かすと左手に持ったプローブは，気づかないうちに次第に反時計回りに回転することが多い．

第3章　超音波ガイド下穿刺

こんな時どうする？　針先を見失う

■プローブが傾いていると正中を針が進まない．
上腕を回外させ（小指が上にくるように上腕を捻る）血管が走行する皮膚面が水平に近くなるようにし，プローブを正面視する状態で穿刺する．

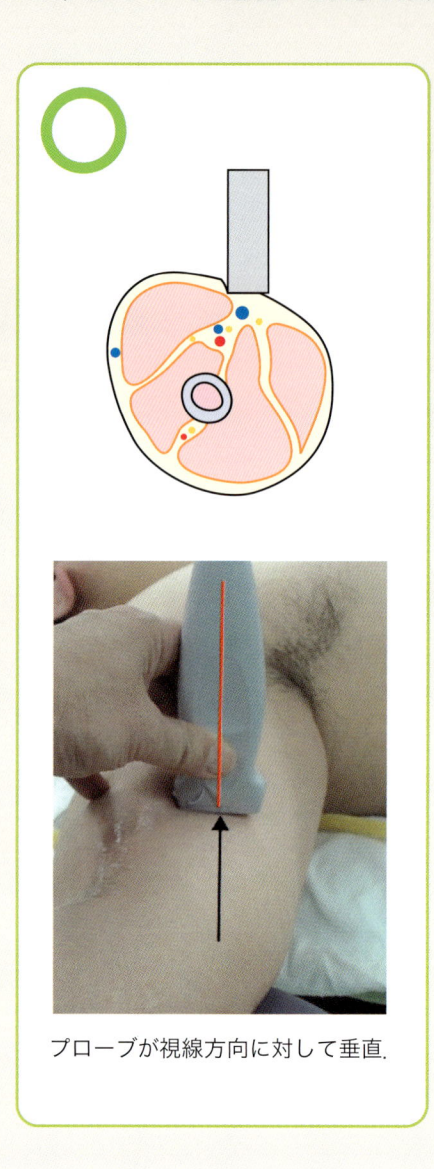

○　プローブが視線方向に対して垂直．

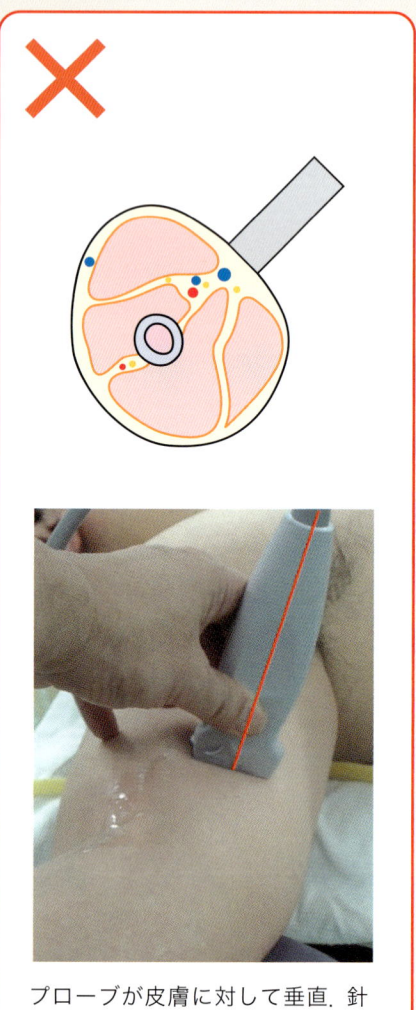

×　プローブが皮膚に対して垂直．針がプローブの正中線を外れやすい．

第4章 超音波を用いたLandmarkの設定と穿刺

超音波画像の情報をもとに安全な穿刺経路を示すための指標，Landmarkを設定し，それを指標にして穿刺する．患者の個人差を反映した指標を設定できるので，従来から使用されてきた解剖学的なLandmarkでは避けられない誤穿刺を防ぐことが可能である．

第4章　超音波を用いた Landmark の設定と穿刺

Section 4.1
超音波 Landmark の設定法トレーニング

Lesson 20　短軸スキャンでの超音波 Landmark の設定

4. Landmark法穿刺トレーニング

術野消毒の前に短軸スキャンで血管を同定し，Landmark を設定する訓練を行う．内頸静脈や大腿静脈などの超音波 Landmark 穿刺で応用できる（➡4.3「内頸静脈の Landmark の設定と穿刺」，p.87）．

トレーニング方法　　　　　　　　　　　　　　　　　　Training Methods

▶ 細い血管の超音波穿刺用パッドを用いる．
　短軸方向で Landmark を設定しマークを指標として穿刺する訓練を行う．

❶ 血管を短軸スキャンし，穿刺点を設定する．マーカーペンを穿刺針の代わりにして構え，視線方向とペンの方向がプローブの正中面に含まれる状態で皮膚穿刺点 P をマークする．

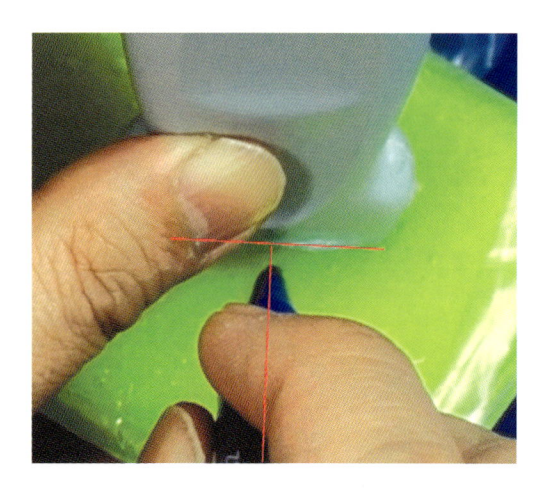

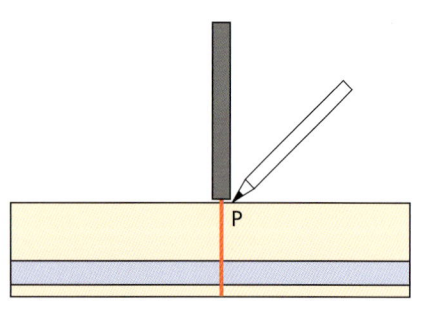

❷ ペンを固定してプローブを外し，同じ目線でペン軸の延長上にある L 点を設定しマークする．

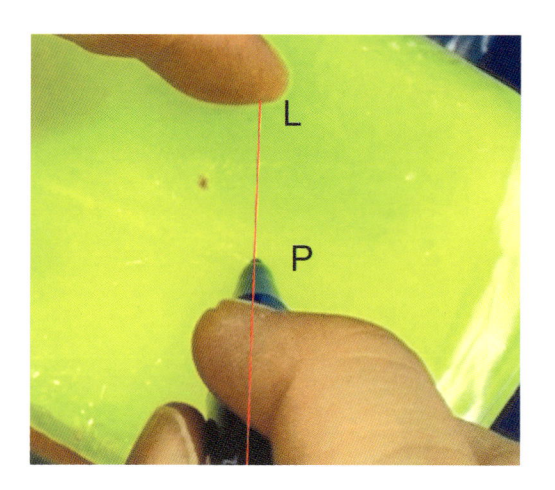

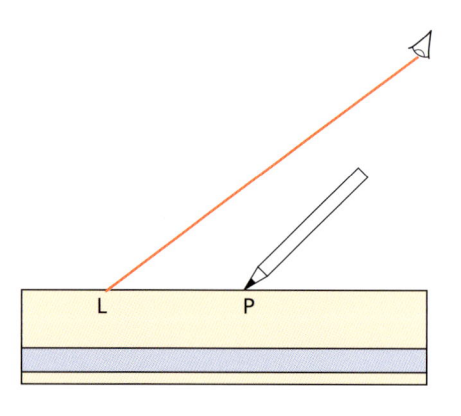

72

4.1 ◆ 超音波 Landmark の設定法トレーニング

❸ 穿刺時にはPとLを結ぶ直線の延長線上に利き目がくるように術者の位置を決め，Pに針先を置き針先がLに向くように調節して穿刺する．

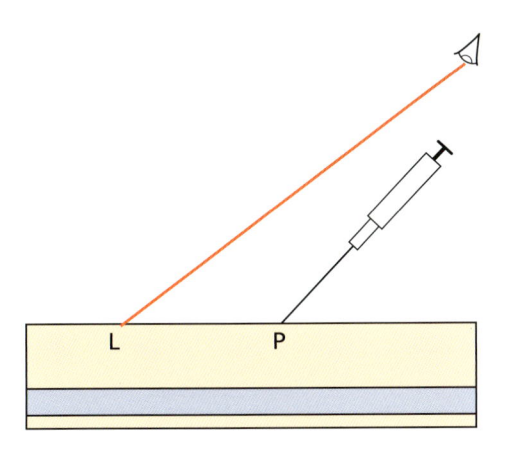

> **評価法**
> 血管を穿刺し逆流を確認できる．

> **こんな時どうする？ 穿刺できない場合**
>
> ■ 1) Landmark が正しく設定されていない．
> プローブを正面視する位置でマークしたか確認する．
> Lが近すぎると穿刺がずれやすい．
> ■ 2) Landmark どおりに穿刺できていない場合．
> マークした時と同じ目線で穿刺したか確認する．（➡Lesson 22, p.76）

Lesson 21　長軸スキャンでの超音波 Landmark の設定

4. Landmark法穿刺トレーニング

長軸スキャンで血管を描出して Landmark を設定する訓練を行う．
上腕皮静脈など穿刺角が浅い穿刺に向いている方法である．

トレーニング方法　*Training Methods*

▶ 浅い血管の超音波穿刺用パッドを用いる．長軸スキャンで Landmark を設定し，マークを指標にして穿刺する訓練を行う．

❶ 左手にプローブを持ち，長軸スキャンにて血管を長軸でとらえプローブ側面の正中線を正面視する．プローブの両端の位置にPとLを設定しマークする．

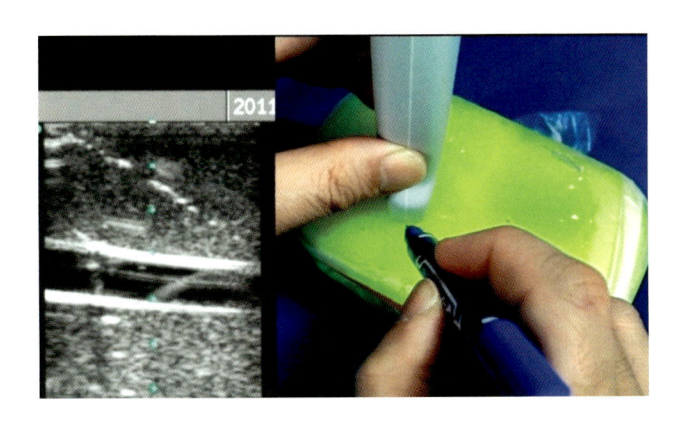

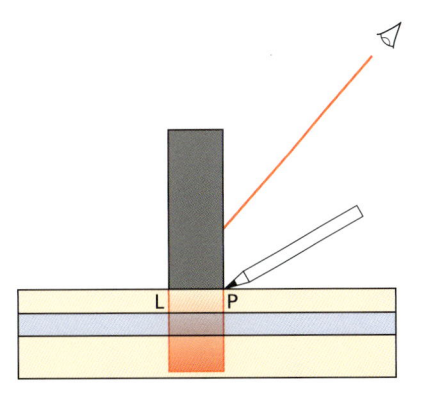

73

第4章　超音波を用いた Landmark の設定と穿刺

❷ 穿刺時には，マークした時と同じ視線方向で，Lと
  Pの延長線上に目線を一致させる．Lに針先を置き
  針とPが重なってみえる方向を設定する．
  この時，針の穿刺角度を超音波画面上の血管の深さ
  を用いて設定する（➡Lesson 24, p.82）．

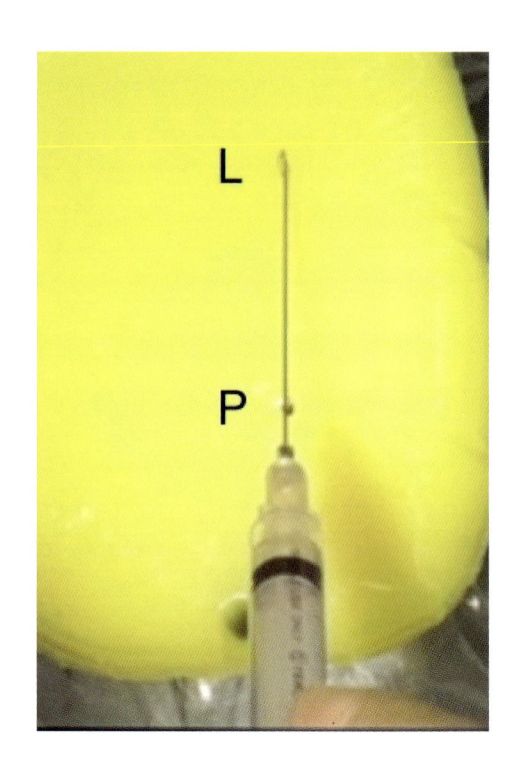

❸ 平行四辺形の原理を使ってP点に針先を移動させ穿
  刺する（➡Lesson 23, p.80）．

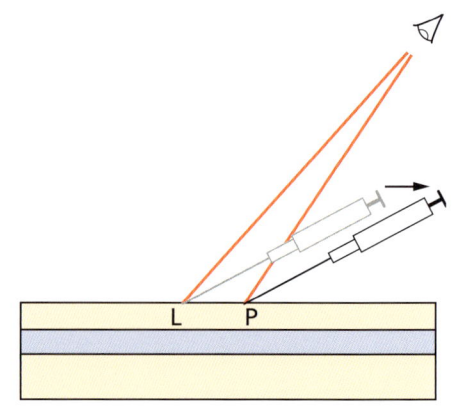

評価法

逆流を確認できる．

✻ ここがポイント ✻

プローブの両端を Landmark にするので血管と Landmark とのずれは少なくなるが，両点の距離が短いため短軸法と同じ穿刺法では誤差が大きくなる．Ｐと針の重なりと平行四辺形の原理を利用する．
また，血管が深いと穿刺誤差が大きくなるので浅い血管の穿刺に用いる．

4.1 ◆超音波 Landmark の設定法トレーニング

こんな時どうする？　プローブがじゃまでマークしにくい

■長軸スキャンでの L はプローブの死角になるのでマークしにくい．プローブを押し付けて（図 A）素早く垂直に離すとプローブ底面の四角い跡と正中線上にゲルの「山」ができる（図 B）．それを指標にマークする（○マークが予定点）．

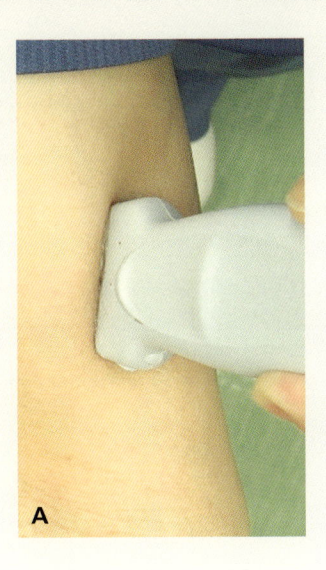

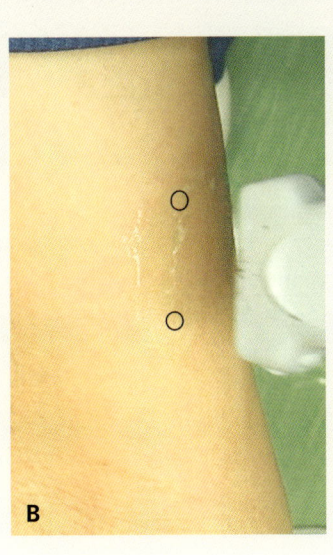

A

B

第4章 超音波を用いたLandmarkの設定と穿刺

Section 4.2
Landmark法穿刺トレーニング

Lesson 22　長針をまっすぐに穿刺

4. Landmark法穿刺トレーニング

長い距離を目標に向かってまっすぐに穿刺するテクニックをマスターする．
鎖骨下静脈や上腕皮静脈の穿刺で特に用いられる基本手技である．

トレーニング方法　　　　　　　　　　　　　　Training Methods

▶ 注射器を接続したカテラン針を用いる．補助線を引いたスポンジを，断面より35mm手前から穿刺角30度でまっすぐ穿刺する．補助線のないスポンジでも練習する．

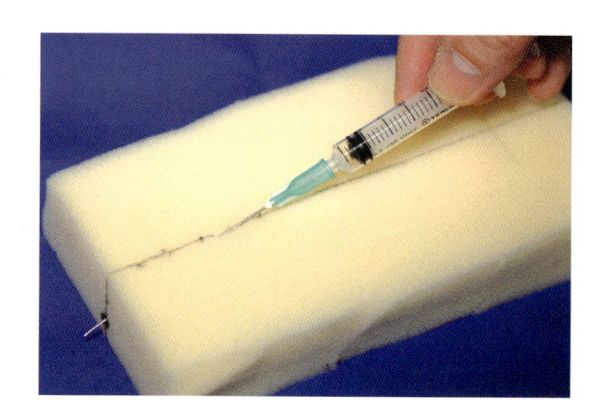

評価法

スポンジの側面に出た針の位置と補助線との距離を測定する．
左右誤差2mm以内．

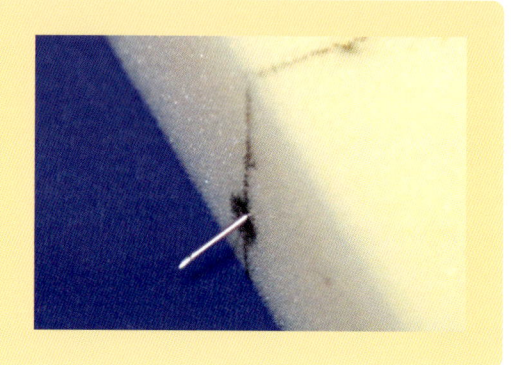

4.2 ◆ Landmark 法穿刺トレーニング

こんな時どうする？　補助線より針先がずれてしまう

■ストロークの長い距離をまっすぐに穿刺するには針を前後にまっすぐに移動させる必要がある．シリンジの持ち方と術者の体位がポイントとなる．

●シリンジの持ち方

第1，2，3指で注射器をしっかりと固定する．針を動かさずにすぐに血液の逆流が確認できるようにピストンに第4指をかけておく．

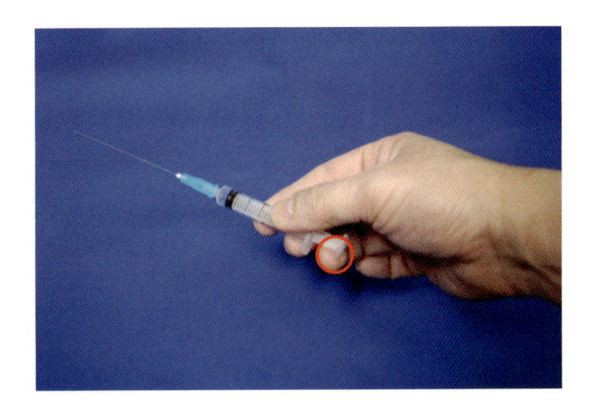

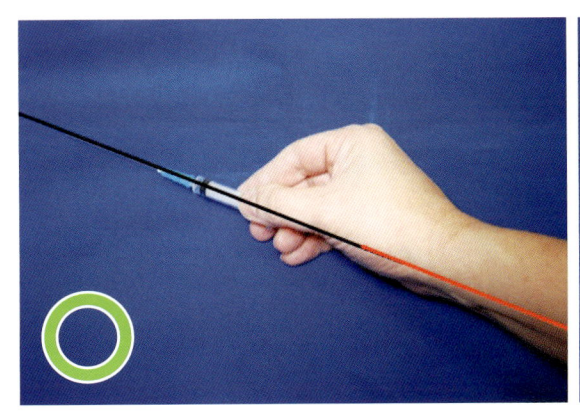

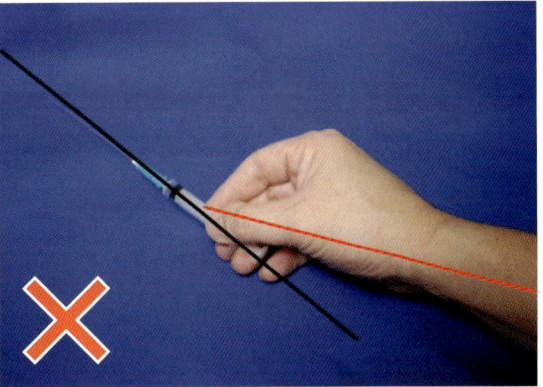

針の向く方向と前腕の軸を一致させる．

第4章 超音波を用いたLandmarkの設定と穿刺

●軸を一致させた術者の体位

　長針では穿刺時のストロークが長いので正面に向く体位ではまっすぐに針を進めるために多関節の動きが必要となり，誤差を生じやすい．右足を一歩引いて穿刺方向に対して45度半身に構える．

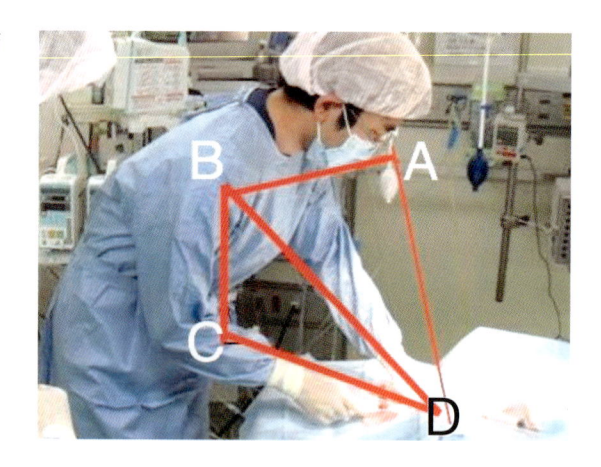

A) 利き目
B) 右肩
C) 肘関節
D) 針

A〜Dを同一平面におくことで，前腕の軸，手の軸，注射器の軸を一致させる．同時に，その平面は血管軸（スポンジの補助線）とも一致させる．

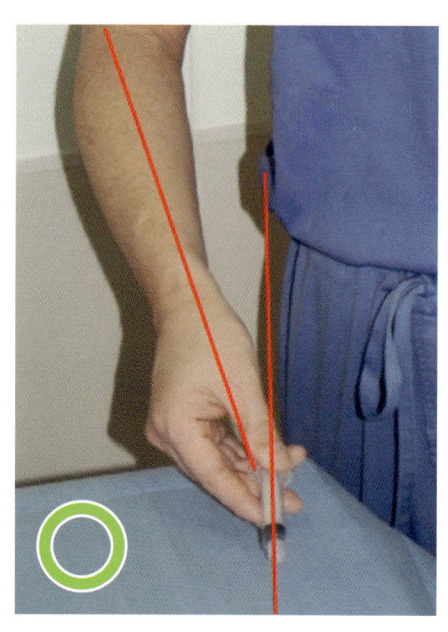

前腕の軸と針の軸が一致していない． 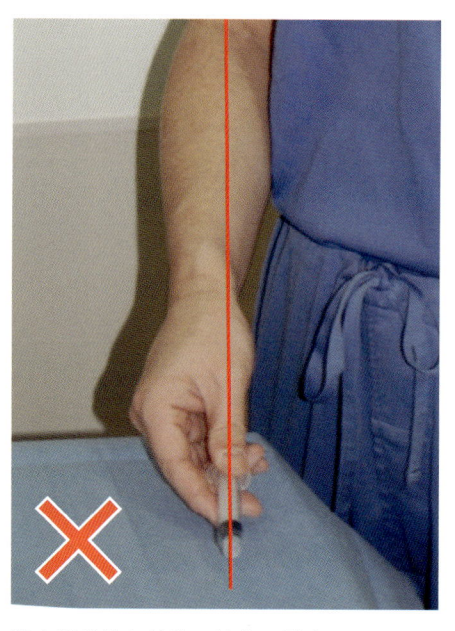　　　脇を閉め針と前腕の軸を一致させる．

4.2 ◆ Landmark 法穿刺トレーニング

●術者の目の位置

利き目を針の垂直平面上におく（図A）．視線方向が斜めからだと穿刺方向がずれてしまう（図B）．

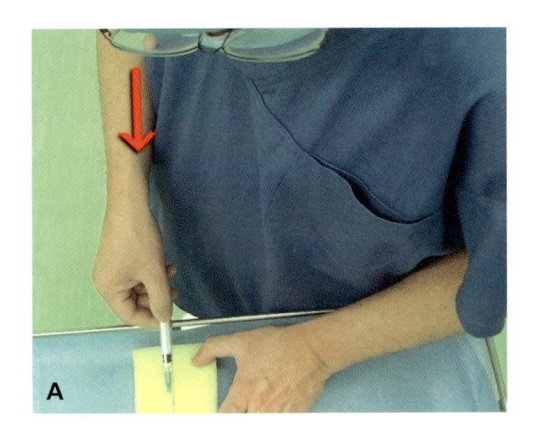

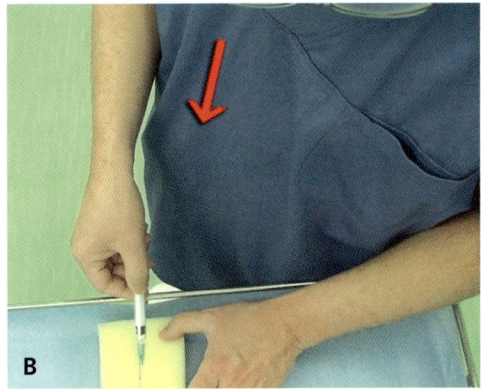

●穿刺動作

肩関節（前頁図中のB）を使って前腕（前頁図中のCD）を前方にスライドさせて穿刺する．

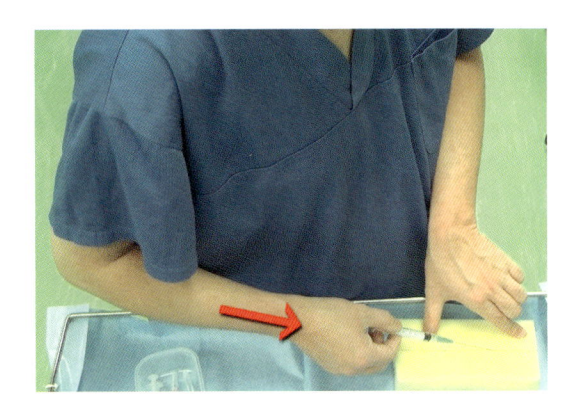

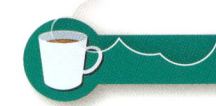

コラム＊COLUMN

細い針はナチュラルにカーブする

　針先には先端の斜めの部分（ベベル）があるために針が進むにつれ，しなるように曲がっていく．細い針で穿刺距離が長いほど穿刺誤差は大きくなる．試験穿刺に使用する22Gのカテラン針では5cmの穿刺で5mmほどの誤差が生じる．この誤差があっても安全なように針のベベルの方向は血管に対して上向きに設定し，血管穿刺予定点より手前の血管が直線的に走行している部位を穿刺点に選ぶ．

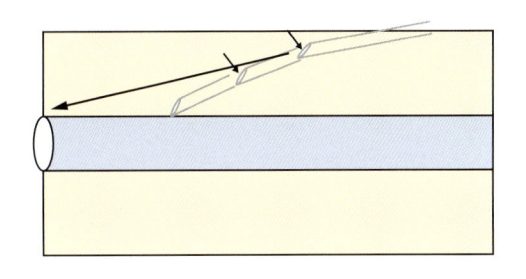

Lesson 23　穿刺角の設定

4. Landmark法穿刺トレーニング

想定した深さに穿刺するために穿刺角を設定する訓練を行う．

距離に比べて角度を認知するのは難しいので，血管前壁までの深さと皮膚穿刺位置との水平距離から適切な穿刺角度を設定する．

●平行四辺形の原理

d：血管の深さ　　　　　L：血管穿刺位置の皮膚投影点
P：皮膚穿刺予定点　　　a：P点を通る垂線と針の交点とハブとの距離

❶ 針の先端をLに置き，Pの上でdの距離だけ針を持ち上げ穿刺角を決める．

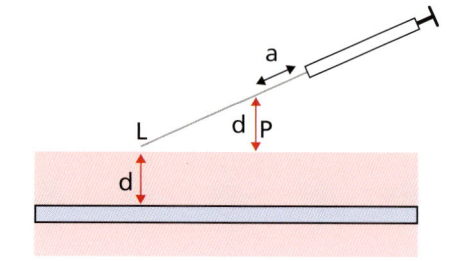

❷ 穿刺針を平行移動させて針先をPに一致させる．

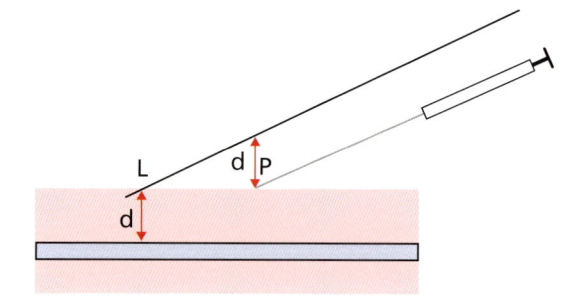

❸ まっすぐに穿刺する．
aの長さで穿刺距離を推定できる．❶で推定したaの長さ分，体外に針が残る位置が血管への到達点となる．

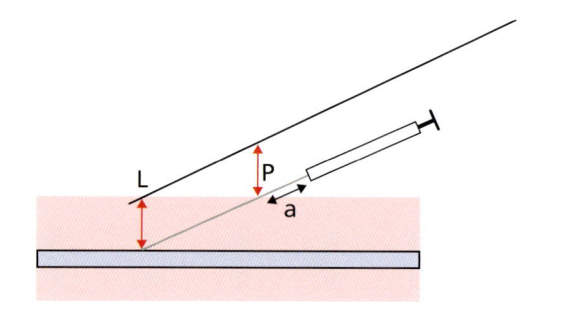

4.2 ◆ Landmark 法穿刺トレーニング

トレーニング方法 ❶　　　　　　　　　　　　　　　　　*Training Methods*

▶ **長針での穿刺角度の調節　注射器付き**

穿刺訓練用のスポンジを使用する．スポンジの端を血管の短軸断面に想定して 2cm の深さにマークをつける．水平距離 3.5cm 手前に注射器の針を刺し，ハブを高さの指標とする．鎖骨下静脈，上腕皮静脈穿刺を想定している．

❶ スポンジの端に針先を置き，ハブの高さ（2cm）を指標に穿刺角を設定する．

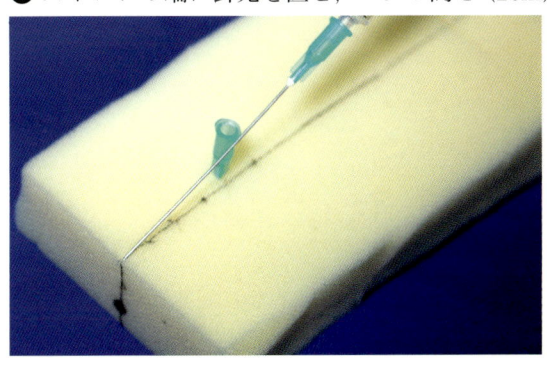

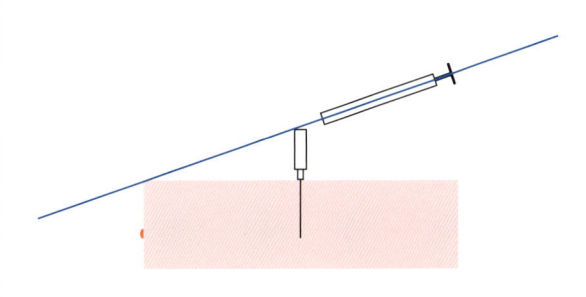

❷ 針先が穿刺点に一致するまで針全体を平行移動させる．

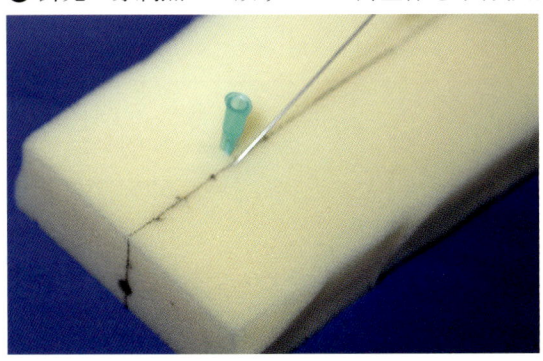

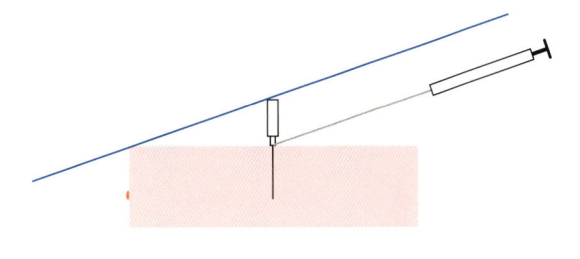

❸ 一定速度でまっすぐに穿刺する．

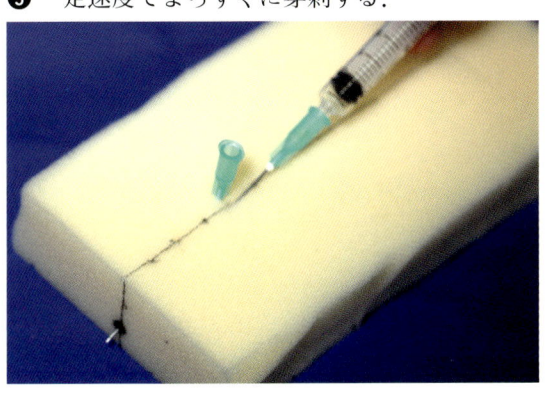

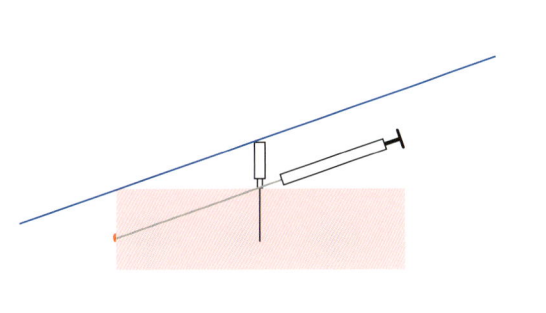

評価法

針先が直径 3mm の「的」に当たり，さらに針先が 5mm 以上スポンジから出ていない．

第4章　超音波を用いた Landmark の設定と穿刺

トレーニング方法 ❷　　　*Training Methods*

▶ カニューラ針での穿刺角度の調節

浅い血管を想定して目的の深さに穿刺する訓練を行う．上腕皮静脈の Landmark 穿刺を想定．

❶ カニューラ針を3点（○）で固定し，人差し指で外筒を送るために人差し指を外筒にかけておく．

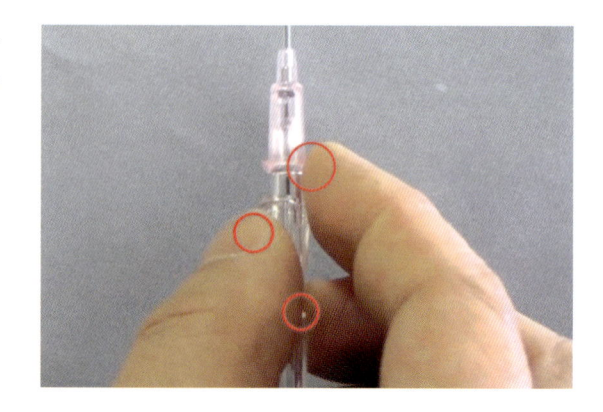

❷ 10mm 手前の位置で針までの高さを 5mm にして穿刺角を調節する．

評価法

約 15 度の穿刺角で穿刺され，深度 5mm に針の先端が出ていることを確認する．

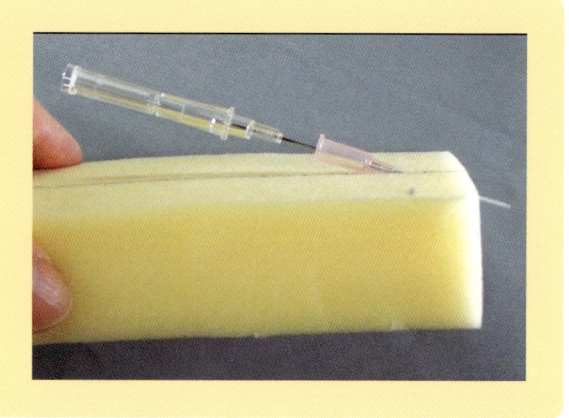

Lesson 24　試験穿刺を用いた穿刺法　　4. Landmark法穿刺トレーニング

　スワンガンツカテーテルや皮下ポートのための CVC には太くてコシの強いガイドワイヤーが必要となる．最初に細いカテラン針（22G）により局所麻酔を行いながら血管を穿刺し（試験穿刺），血管の位置を血液の逆流により確かめた後，同じ穿刺経路をより太いカニューラ針を用いて本穿刺を行う．この時，本穿刺針が試験穿刺と同じ経路を進まなければ意味がない．試験穿刺と同じ穿刺経路を本穿刺するための技術をマスターする．

トレーニング方法　　　　　　　　　　　　　　　*Training Methods*

▶ スポンジにはさんだグラフ用紙に向けてスポンジを穿刺し針跡をつける．まっすぐに針を抜き本穿刺用の太めの針に持ち替え同じ軌跡を穿刺する．
補助線があるスポンジとないスポンジを用いて訓練する．

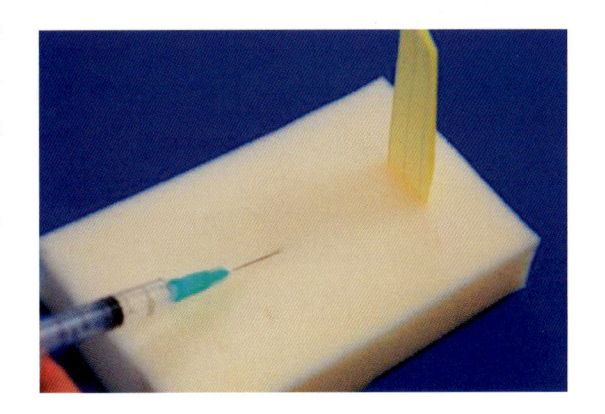

評価法

試験穿刺と本穿刺の針跡の距離が 5mm 以内であること．

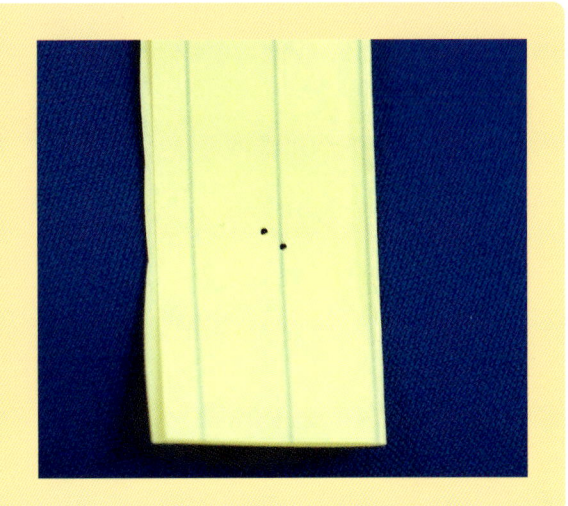

こんな時どうする？　針跡の距離が離れてしまう

■みえない血管の位置を推定し正確に針の先端を当てるためには，前腕の軸，針の軸，利き目が同一平面にあることが基本である．特に目の位置は測量の基準点になるため動かさないようにする．
本穿刺の針に持ち替えるのに頭の位置の移動，さらに厳密に言うと眼球の動きにより，試験穿刺で得られた穿刺路の再現ができなくなる．ガイドワイヤーが適切な位置に挿入されるまでは，眼の位置を動かさないことが重要である．そのためには，穿刺を始める前に同一視野内，眼球を動かさなくてもみえる範囲に全ての器具を配置しておくことが成功の秘訣である．
穿刺長を 5cm，目までの距離を 50cm とすると，目の位置が 5cm ずれると針先は 5mm ずれることになるので，それだけで細い血管にはヒットしなくなる．

第4章　超音波を用いた Landmark の設定と穿刺

Lesson 25　鎖骨下静脈穿刺のトレーニング

4. Landmark法穿刺トレーニング

　Landmark 法での穿刺では左手を鎖骨に固定し穿刺の指標とする．それと同時に鎖骨の尾側を左手の親指で押して皮膚の穿刺位置を背側に移動させることで，より水平に近い穿刺方向とより短い穿刺距離での穿刺が可能となる．

トレーニング方法　*Training Methods*

▶ 鎖骨下穿刺用シミュレーター（➡ 第7章「トレーニング用教材の作成法」，p.131）を使用し，拇指による穿刺点の圧迫を用いて水平に近い角度で Landmark に向かって穿刺するトレーニングを行う．

❶ 指のマークに合わせて第1，第2指を置き，3-5指は屈曲させて皮膚に固定する．
血管穿刺部の皮膚投影点（○）に針先をおき左親指を押しこんで穿刺方向を設定し穿刺距離を推定する．
穿刺角は台に対し水平に近くセットする．

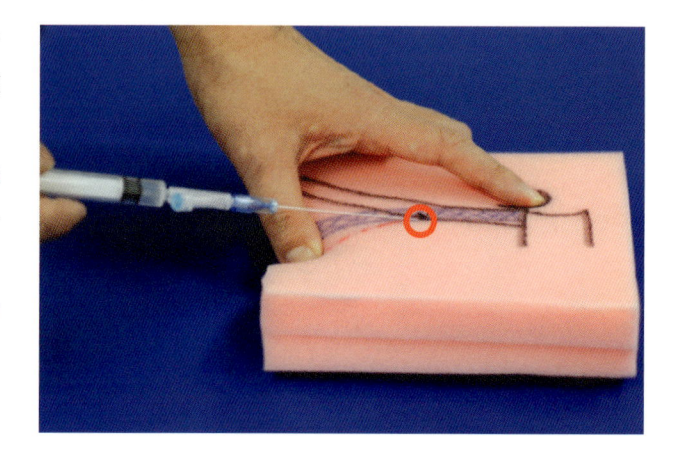

❷ 親指で圧迫した爪の右側を皮膚穿刺予定点にし，平行四辺形の原理を用いて針全体を平行移動させて針先を予定点（↓）に置く．

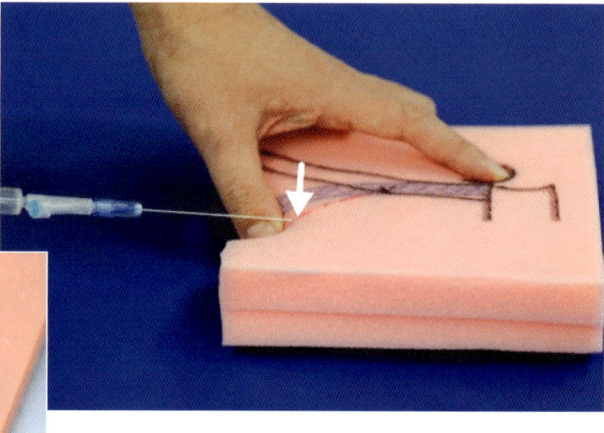

　この時，術者の目線からみると穿刺予定線と針が重なって見える．穿刺点は親指で押されて低くなった穿刺可能な点でしかも針と重なる点になる（○←）．針を真上からみている目線の位置が重要である．

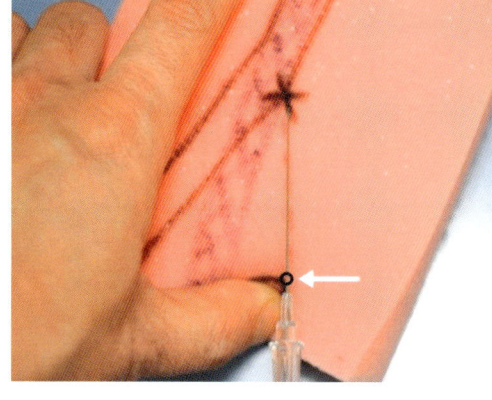

術者の目線からみた図

4.2 ◆ Landmark 法穿刺トレーニング

❸ 一定速度でまっすぐに穿刺する．Loss of resistance を感じたら針先を止める．

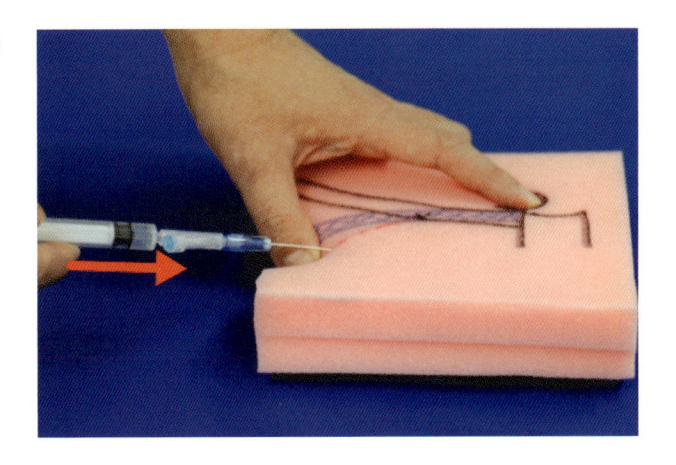

評価法

血管穿刺予定位置（マーク）で血管内（スポンジの溝）に針先が入っていて，かつ，針先（↓）が 5mm 以上血管内に出ていない．

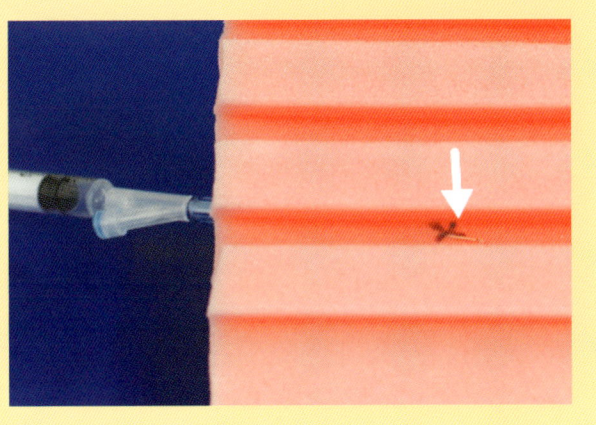

鎖骨下穿刺用シミュレーターを血管側からみたところ

第4章　超音波を用いた Landmark の設定と穿刺

こんな時どうする？　血管から外れる

■穿刺時の術者の体位が原因のことが多い．穿刺経路の一部のスポンジを切り取ったパットで針の経路をみながら穿刺しイメージをつかむ．切り取った断面は，Landmark 時の超音波スキャン面に当たる．

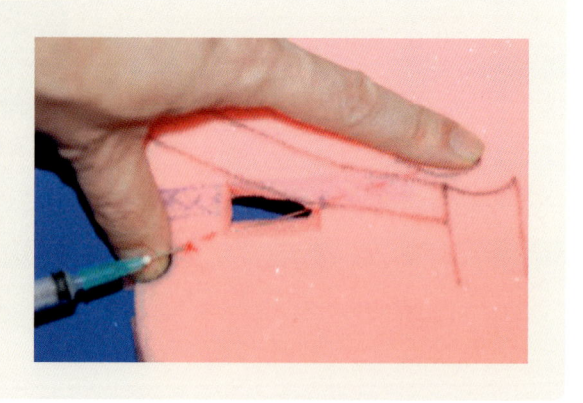

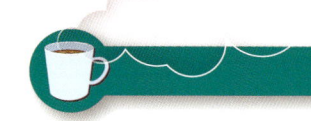

コラム * COLUMN

ビリヤードと血管穿刺

ビリヤードではターゲットの球を目と肩，肘でつくる平面上におき肩関節を中心にした振り子運動により正確にキューを直線的に進める．深部血管の穿刺はビリヤードと似ている．

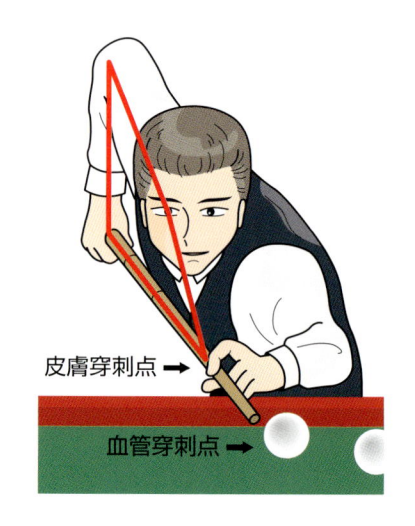

皮膚穿刺点→
血管穿刺点→

Section 4.3
内頸静脈の Landmark の設定と穿刺

Lesson 26　超音波を用いた内頸静脈の Landmark の設定と穿刺

7. 内頸静脈アプローチ

　超音波装置を用いて内頸静脈を短軸で描出し，安全な穿刺点を決定した後 Landmark を設定する訓練を行う．Landmark 法による穿刺では，ガイド下穿刺に比べて浅い角度での穿刺ができるため，虚脱して内頸静脈の前後径が小さい時には有用である．

トレーニング方法　　　　Training Methods

▶被験者同士で内頸静脈を描出し，Landmark の設定を行う．

❶ 超音波ガイド下穿刺に準じて穿刺点を決定する．プローブを垂直にして短軸方向で血管を描出する（➡Lesson 5, p.17）．

❷ 正中に皮膚穿刺点をマークしペンを穿刺方向に固定する．

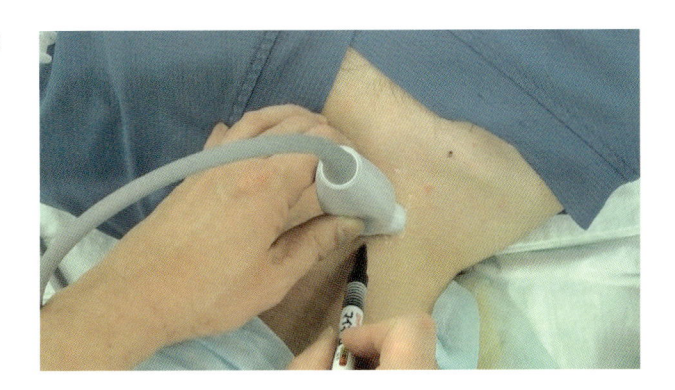

❸ ペンを固定したままプローブを外して，ペンの延長上に左指をおいて Landmark の位置を決める．

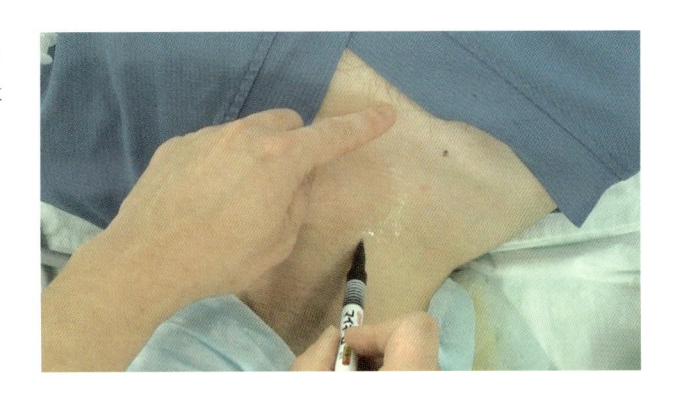

第 4 章　超音波を用いた Landmark の設定と穿刺

❹ 左指をおいた部位にマークする．

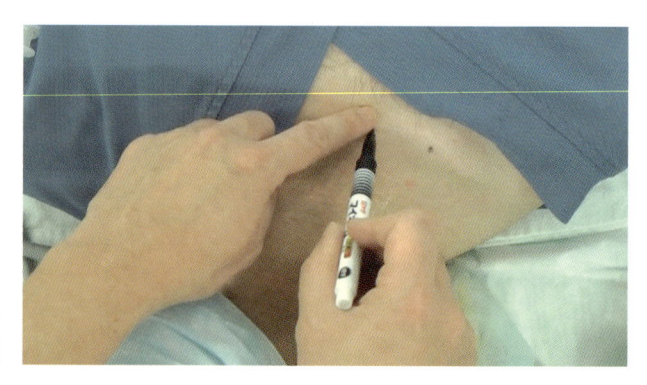

患者の頸部を
右側からみた図

❺ 術野を消毒後，皮膚のマークに局所麻酔後メスで皮膚のみ切開し，マークした時と同じ位置に立ってペンを持った時と同じ方向に針を向け，穿刺する．この時，内頸動脈を圧迫して穿刺する手技は行わない．

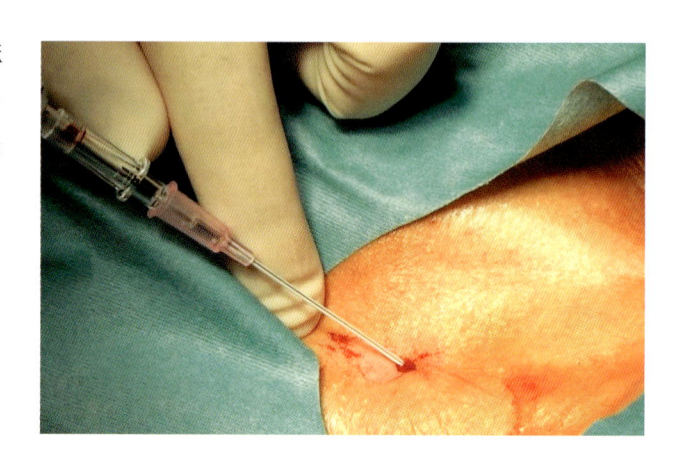

参考　内頸静脈穿刺の解剖学的 Landmark

　超音波装置を用いなかった時代には，左手で動脈を圧排してその外側を盲目的に穿刺していた．この名残で超音波を用いて Landmark を設定したあとの穿刺においても左手で圧迫しながら穿刺しているのをみかけるが，圧迫によって血管の位置関係が変わってしまいせっかくの Landmark の意味がなくなる（大腿静脈でも同様）．

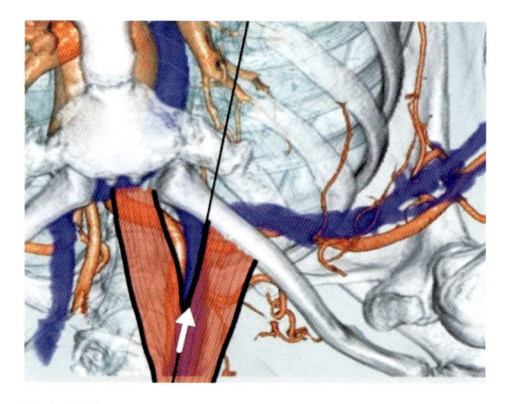

解剖学的 Landmark での皮膚穿刺点
胸鎖乳突筋の鎖骨部と胸骨部の分岐部で内頸動脈の外側．

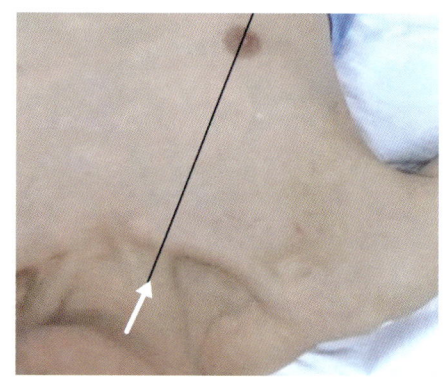

解剖学的 Landmark での穿刺方向
同側の乳頭に向く方向．

Section 4.4
鎖骨下静脈の Landmark の設定

　鎖骨下静脈穿刺では血管穿刺部は鎖骨の下になるため超音波で血管穿刺部をみながらの穿刺はできない．超音波で静脈を直接とらえるには，鎖骨の下を斜めにのぞき込むように長軸スキャンして Landmark を設定する．

Lesson 27　超音波を用いた鎖骨下静脈の Landmark の設定の実際

8. 鎖骨下静脈アプローチ

　鎖骨内側部での長軸スキャンの測定をもとに鎖骨下の血管穿刺予定部の皮膚投影点と皮膚穿刺予定点を Landmark として設定する．鎖骨下静脈はプローブを傾けてスキャンするので視線方向との誤差を補正をしてマークする必要がある．

トレーニング方法　　　　　　　　　　　　　　　　　Training Methods

▶ 鎖骨下静脈を描出し，内側 Landmark（血管穿刺部位の皮膚投影点）と外側 Landmark（皮膚穿刺部位）を設定する．

❶ 患者の体位：
15 度頭低位にして上腕を 45 度外転させ，超音波で腋窩静脈を描出する．画像をみながら上肢の開き具合や肩の位置を微調整し，最も血管が描出でき安全な穿刺路が確保できる体位を決める．

❷ 視線方向の固定：
穿刺時とマーク時の視線の方向を一致させるために予定穿刺方向を想定して術者の位置と視線方向を決める．

❸ 鎖骨下静脈の描出
（➡ Lesson 6，p.20）：
鎖骨の下縁に沿って長軸スキャンし腋窩静脈を追跡しながら，尾側より鎖骨下を覗き込むように傾斜させた状態で鎖骨の下に静脈が入り込むところまで追跡し，右手でプローブを固定する．

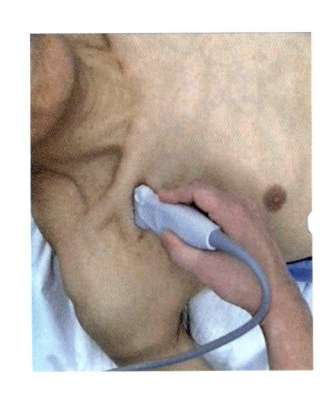

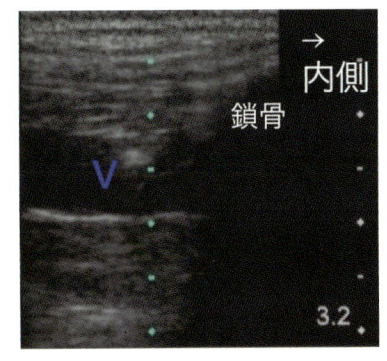

第4章　超音波を用いた Landmark の設定と穿刺

❹ **内側 Landmark の設定**：

長軸方向に鎖骨下静脈をとらえた状態で血管穿刺点の視線方向での皮膚への投影点を Landmark とする．プローブが傾くことによる視線方向で誤差 δ を，次で示す方法で推定し，プローブの中心線から δ だけ横に移動させた点を内側の Landmark としてマークする．

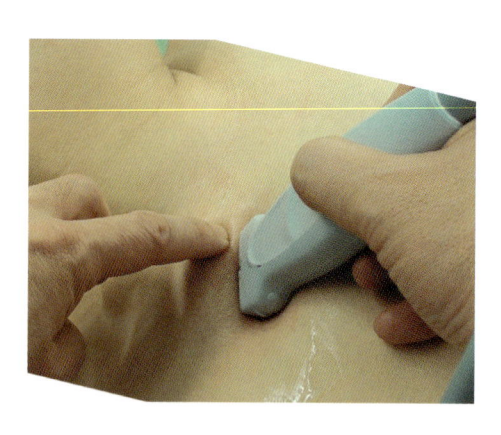

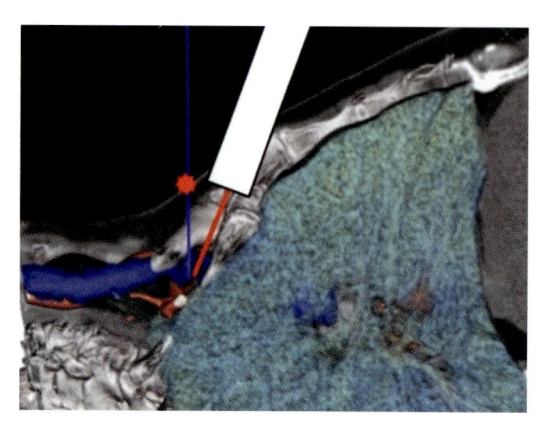

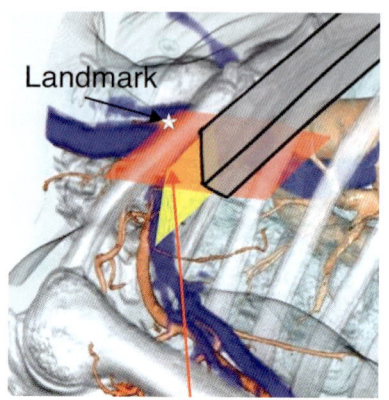

血管穿刺点を通る矢状断．

❺ **δ の推定法**：

エコー上で測定した血管前壁までの距離（d）とプローブの側面上で d の長さの視線方向にみえる距離を利用してプローブと血管穿刺部とのずれ（δ）を推定する．

エコー上での血管までの距離 d をプローブ上に想定する（図 A，／）．

プローブとビームの面は平行なので，視線方向からみたときのみた目の d の長さが δ に相当する．プローブ正中から δ だけ水平に離れた点を Landmark として皮膚にマークする（図 B）．d が大きいほど，またプローブの角度が水平に近くなるほど δ は大きくなる．

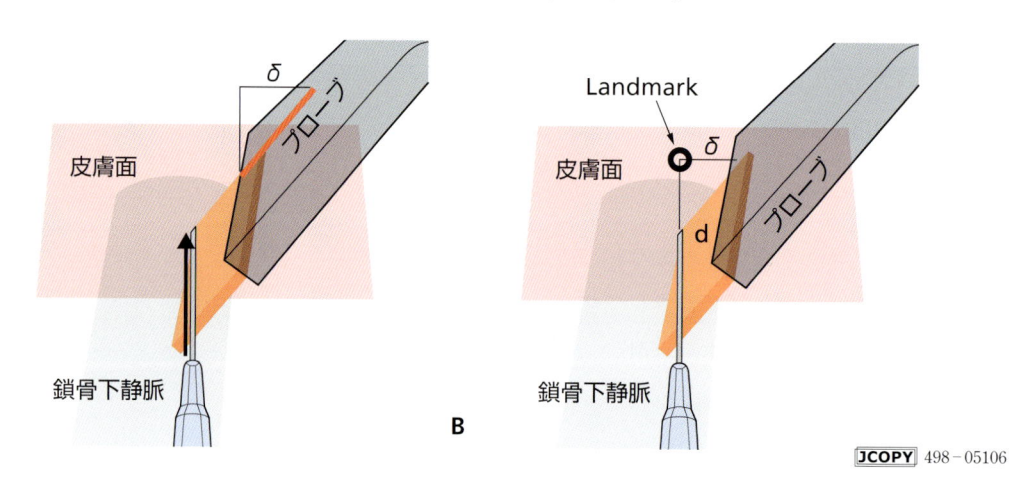

4.4 ◆鎖骨下静脈の Landmark の設定

❻ **皮膚穿刺点の設定：**
　プローブを右手に持って左手を穿刺の時と同じように 3 点固定する．長軸スキャンで静脈をとらえた状態で，鎖骨とプローブの手前の端の間に左の親指をおき皮膚を圧迫してくぼみを作る．プローブの側面の中心線を延長させての穿刺可能な一番深い点を皮膚穿刺点（P）に決定してマークする（下図の●）．同時に圧迫する拇指の位置も記憶する．測量の基本となっている目の位置は重要で穿刺の時の位置で行う．

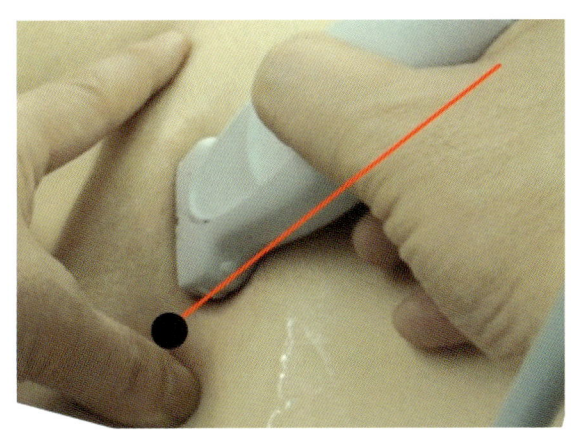

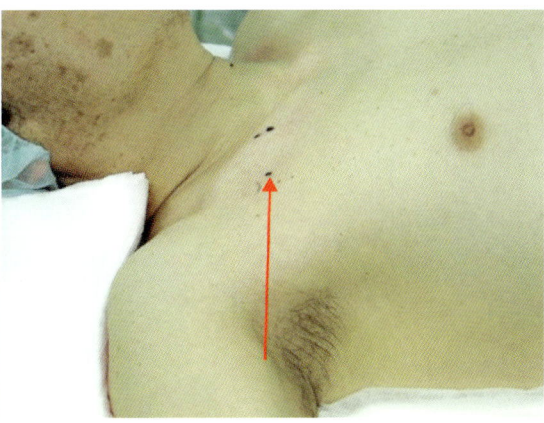

同じ視線方向で 2 点を結ぶ直線が穿刺方向となる．

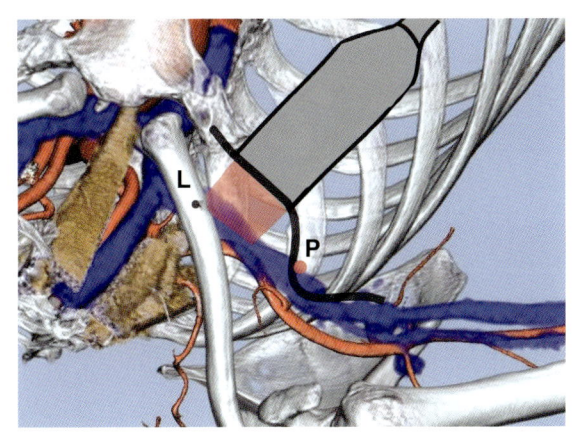

超音波ビームを正面視した方向からみた 3D 画像．黒の線は，超音波ビームを含む面と皮膚との交線を示している．親指の圧迫で屈曲している．
赤点（P）　黒点（L）

❋ ここがポイント ❋

　内側 Landmark をマークする際，プローブを押し付けた状態では皮膚は移動している．マークする位置を決めたらプローブを外してからマークする．
　一方，皮膚穿刺点の Landmark のマークは，穿刺時と同じように左手で皮膚を圧迫したままマークする．

第4章　超音波を用いたLandmarkの設定と穿刺

> **参考**　鎖骨下静脈穿刺のための解剖学的Landmark
>
> 　超音波装置がない時代にも鎖骨下静脈穿刺は安全に行われてきた．この場合，鎖骨中線上で鎖骨下縁より1横指尾側（P）を皮膚の穿刺点とし，胸骨上縁に設定したLandmark（L）に向け盲目的に針を進めていた．この時なるべく水平に針を進めることで肺や動脈の誤穿刺を防ぐことができる．超音波装置を用いて設定したLandmarkによる穿刺路もこの古典的なLandmarkによるものと多くの場合一致する．

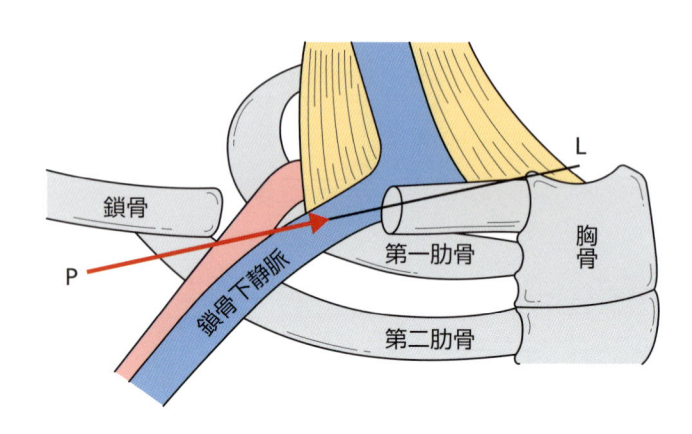

●古典的Landmark法で鎖骨下静脈が安全に穿刺できる理由

　穿刺方向からみると，鎖骨と第1肋骨の空間は鎖骨下静脈が占めている．鎖骨下静脈の上側，左右方向は2つの骨の構造（bone structure）によって守られている．しかし，背側と奥方向には骨のバリアーがないので避けるべきは

- 針の先端が<u>背側を向く</u>
- 鎖骨下静脈を貫いて<u>奥に進む</u>

ことである．Landmark法ではなるべく水平に針を進め，血管に達した瞬間に針を止める技術が必要な理由である．もちろん超音波下に設定されたLandmarkの方が個人差を反映しており，より安全である．

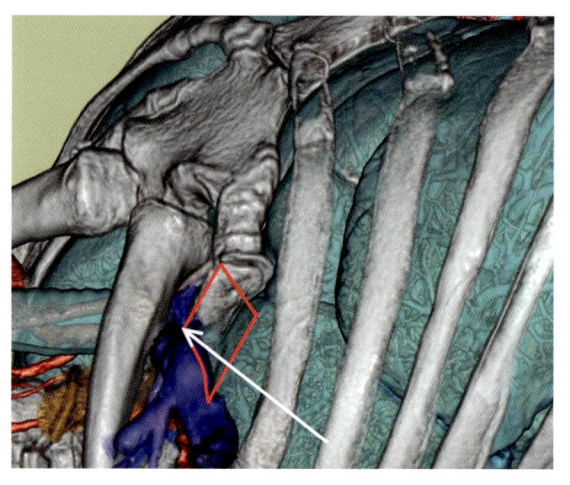

鎖骨下を右側方から内側やや頭側（穿刺方向）をみたところ．鎖骨下静脈は鎖骨と第一肋骨に守られている．
超音波スキャン面：赤枠　穿刺方向：白線

4.5 ◆鎖骨下静脈の穿刺

Section 4.5
鎖骨下静脈の穿刺

超音波を使って Landmark を設定し，長い針で試験穿刺後に同じ経路を本穿刺する．

Lesson 28　試験穿刺を用いた鎖骨下アプローチの実際

8. 鎖骨下静脈アプローチ

●鎖骨下静脈穿刺の実際

　超音波スキャンの情報をもとに設定した Landmark にしたがって細い針でまっすぐに針を進め試験穿刺を行う．この時の利き目の位置は Landmark を付けた時と同じ位置，つまり同じ位置に立って穿刺する．

❶ Landmark を設定した時と同じ位置に左手を3点固定し，針を水平にして針の先端をL点におき，視線に針の方向を合わせる皮膚穿刺点（P点）と注射器のハブとの距離を目測で測定し，穿刺長を推定する．左が患者の頭側．

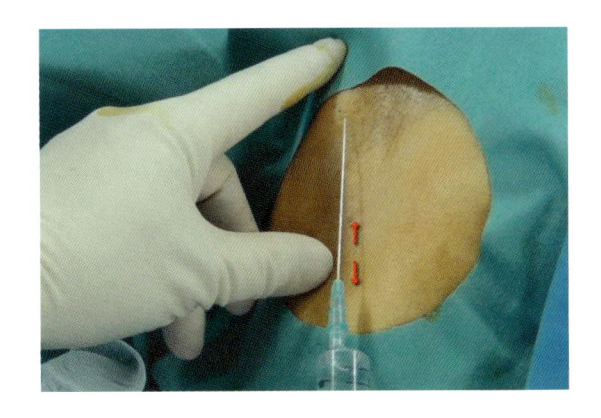

❷ 針を平行移動させ先端をP点におき，皮膚を局所麻酔する．

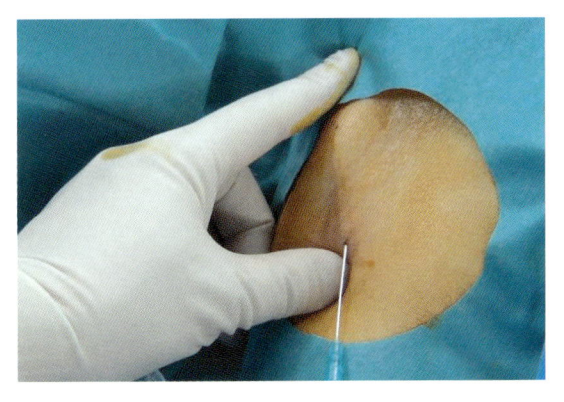

第 4 章　超音波を用いた Landmark の設定と穿刺

❸ 一定速度でまっすぐに穿刺し推定した穿刺長で Loss of resistance を感じたらピストンを引き，血液の逆流を確かめる．穿刺の方向，角度，穿刺距離を「覚える」．

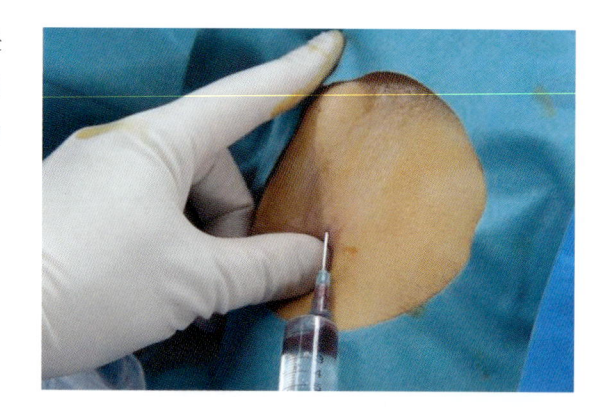

❹ 針をまっすぐに引き抜き，本穿刺用の針に持ち替え，試験穿刺と同じ方向，角度をセットする．この時，左手はもちろん頭の位置も変わらないように注意する．

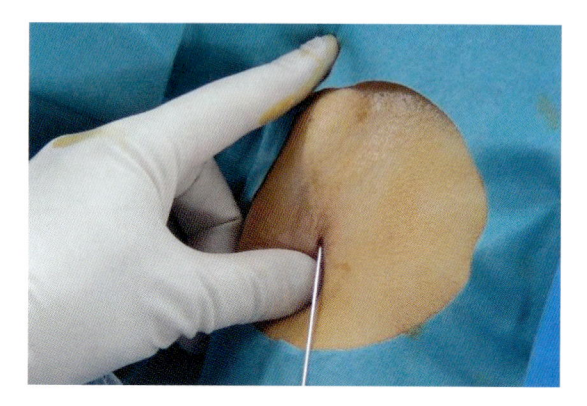

❺ 試験穿刺で得られた穿刺距離分を一定の速度で穿刺し Loss of resistance と，血液の逆流で血管内に針先があることを確認する．

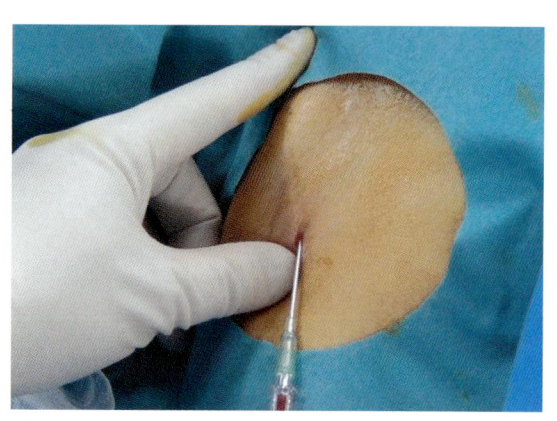

❻ カニューラを押し込みながら内筒を抜去する．

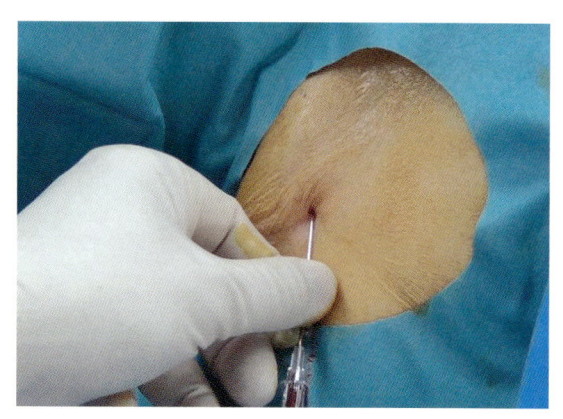

4.5 ◆鎖骨下静脈の穿刺

●鎖骨下静脈穿刺部近くの重要臓器

鎖骨下動脈:

遠位側（腋窩動脈）では腋窩静脈が並走する．近位部，胸鎖関節に近い部位では内頸静脈の下を走行する．

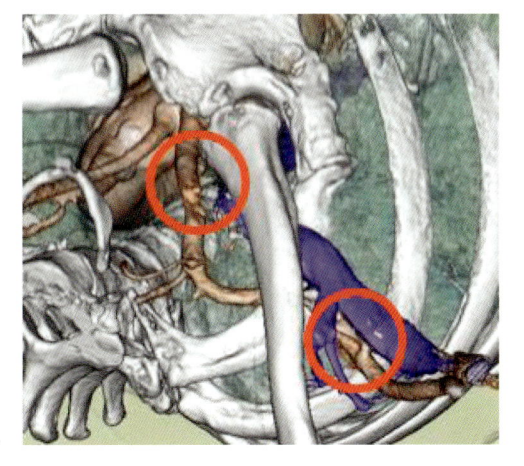

頭側からみた図，
内頸動静脈は除いている．

鎖骨の内側3分の1では動脈と静脈は離れて走行している．したがって，静脈穿刺部位（血管に針が入る部位）は鎖骨の内側3分の1が安全である．

静脈を通り過ぎたり背側に針先が向くと危険である．

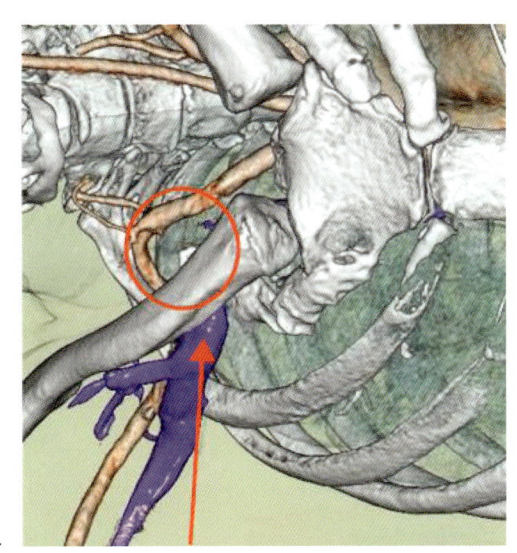

前方からみた図，左が頭側．

肺尖部:

鎖骨下静脈アプローチでは気胸の発生率が比較的高い．第一肋骨よりも頭側に肺尖部（○）がある．しかし，鎖骨下静脈を含む水平面（赤い枠）より腹側には肺はない．なるべく水平に穿刺したほうが安全である[1]．背側に向かう方向で（←）穿刺を行うと肺を誤穿刺する可能性が高くなる．

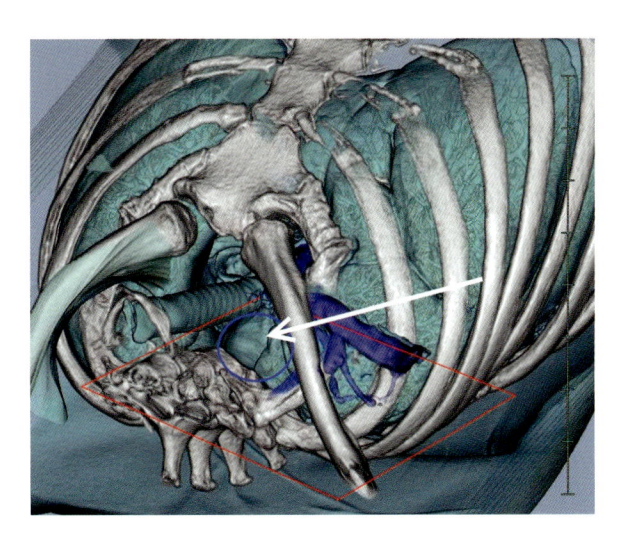

第4章　超音波を用いた Landmark の設定と穿刺

● 針の太さ

　試験穿刺では組織損傷を防ぐため 22G のカテラン針を用いる．マイクロニードルセルジンガー法ではこの 22G の針の中にガイドワイヤーを挿入できる（one step 法）．

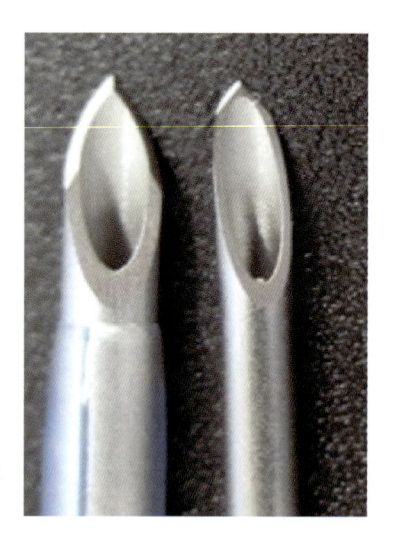

セルジンガー法の本針穿刺針（18G）と試験穿刺針（22G）を示す．

● 頭低位にする理由

　患者の体位を 15 度頭低位にすると静脈が拡張し穿刺しやすくなり，カニューラから吸い込まれた空気による空気塞栓の予防にも有効である．またエコーのスキャン面が垂直に近くなり穿刺しやすくなる利点がある．

水平，仰臥位の時：

　視線方向からみるとスキャン面は大きく傾いているのでビームと皮膚との交わる線（│）と血管と交わる線（│）のずれは大きい（δが大きい）．血管を斜め横から穿刺するイメージになる．

血管軸方向からみた位置関係

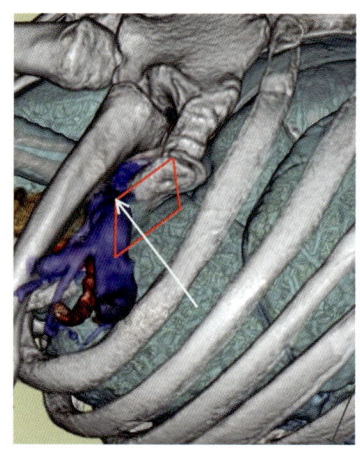

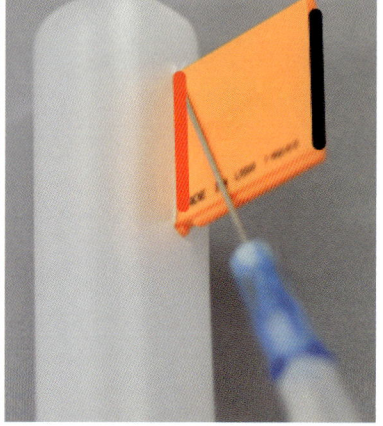

頭低位の時：

　δが小さくなり血管軸に近い方向で穿刺するイメージになる．血管軸と穿刺軸のずれが少なくなる（図B）．

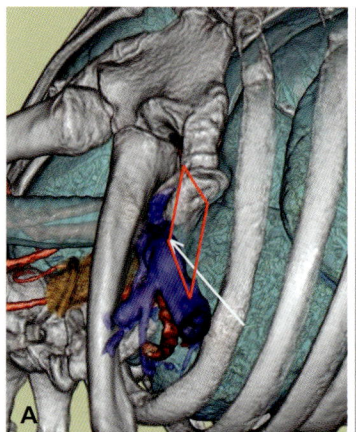

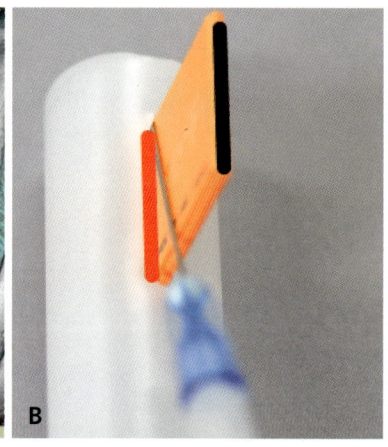

A　　　B

4.5 ◆ 鎖骨下静脈の穿刺

●親指で圧迫する理由

親指の圧迫により皮膚穿刺点が背側に移動し，水平方向の穿刺が可能となると同時に穿刺路が短くなる．

指で穿刺部近くを圧迫したときの MRI 画像

静脈が胸郭に沿って屈曲し水平に近く穿刺経路がとれるようになり，同時に穿刺距離も短くなる．

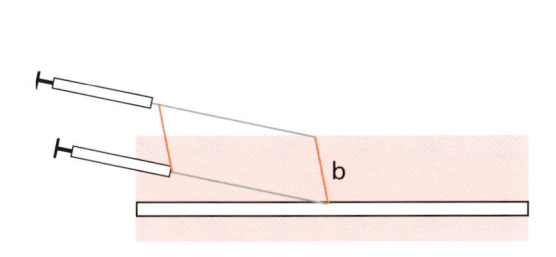

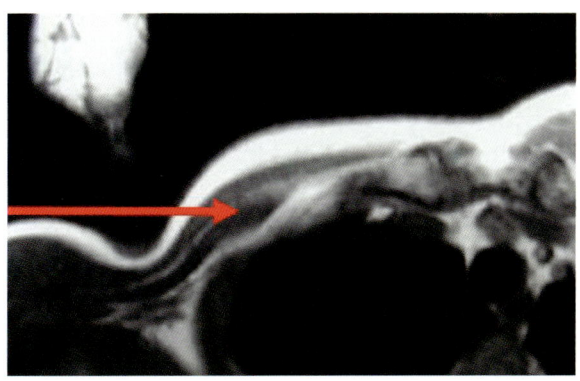

圧迫しない場合の MRI 画像

静脈は水平に走行するために針は背側に向かうことになる．この穿刺方向の先には肺尖部があり，気胸の危険性が高くなる．

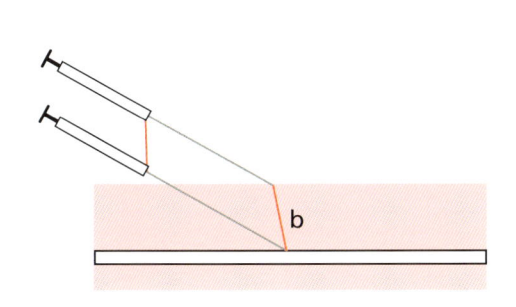

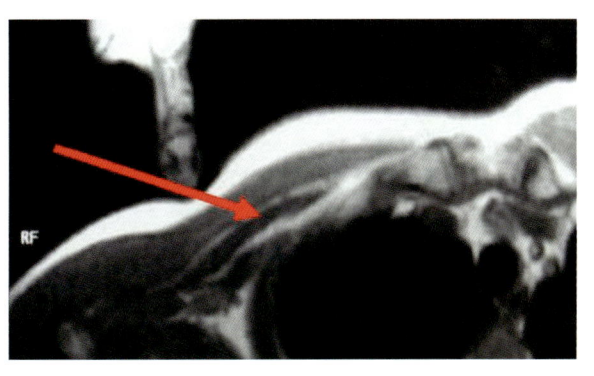

第4章　超音波を用いた Landmark の設定と穿刺

こんな時どうする？　試験穿刺で血管に当たらない

■途中まで針を抜いて穿刺方向を補正しても針がしなるだけで大きく穿刺経路は変わらない．試験穿刺と本穿刺は同じ穿刺経路をたどらなければ意味がないので，たとえ試験穿刺針がカーブしながら血管にヒットしたとしても，太い本穿刺針が同じカーブに沿って曲がるはずはない．皮膚まで針を抜いて方向を定めて再穿刺する．

A：血管にヒットしない時
B：皮膚まで針を抜く
C：方向を修正
D：まっすぐに再穿刺

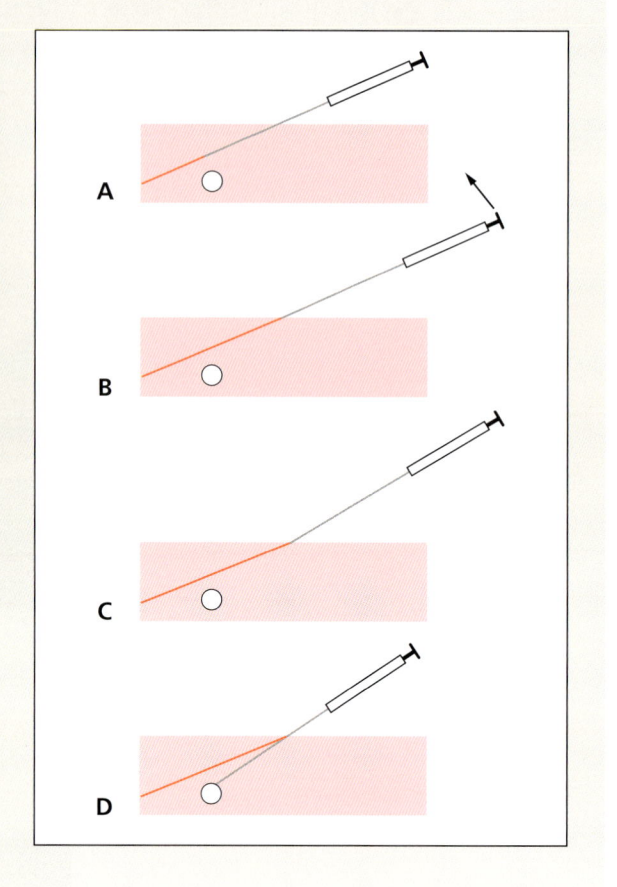

コラム＊COLUMN

鎖骨下静脈アプローチの安全地帯

　鎖骨内側 3 分の 1 では鎖骨下静脈と動脈は離れているが，両血管の間には Scalenus anterior の第 1 肋骨付着部があり，穿刺時の安全地帯を形成している．穿刺方向は ← で示した．

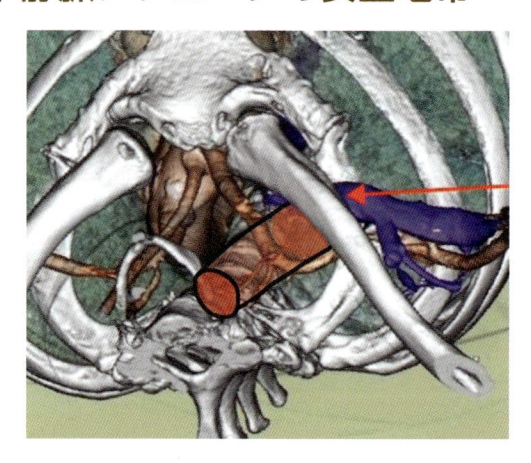

4.5 ◆鎖骨下静脈の穿刺

> **こんな時どうする？** **本穿刺がうまくいかない**
>
> ■本穿刺での血管穿刺を失敗すると，血管は穿刺刺激により攣縮し挿入条件は穿刺回数に比例して悪くなる．穿刺に伴うわずかな出血でも超音波画像での視認性が悪くなり，穿刺に伴う合併症の頻度も増加することが報告されている．本穿刺に失敗したら挿入部位にこだわらず，別のアプローチに切り替える．
> 普段より複数のアプローチ方法に精通しておく「備え」と，「冷静な判断」が求められる．採血で一度失敗した時に，同じ血管から採血しないのと同じである．

コラム＊COLUMN

鎖骨下穿刺はなぜ難しいか

　鎖骨下静脈は1cm以上の太さがあり，穿刺目標の大きさからすると容易なはずである．しかし，穿刺方向が水平方向に限定されるので，この「的」を安全に穿刺するには必然的に皮膚の穿刺点は血管から遠くならざるを得ない．穿刺距離が長いことが鎖骨下穿刺を難しくしている原因であり，したがって成功のためには針を目標に向けてまっすぐに穿刺するテクニックが必要となる．Landmark法による鎖骨下アプローチは，大きな「的」を遠くから目隠しをして矢で射るようなものである．目隠しをされる前にどの方向に向けてどのくらいの距離を射ればよいか，さらに周りに危険なものはないか確認しておく必要がある．これが超音波装置によるプレスキャンとLandmarkの設定にあたる．

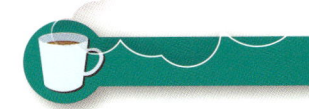

コラム＊COLUMN

鎖骨下アプローチに
リアルタイムガイド下穿刺が使えない理由

　鎖骨下静脈はプローブを傾ければ長軸スキャンが可能な血管であるが，超音波リアルタイムガイド下穿刺で合併症が減らないことが報告されており，一般的に用いられてない．安全な穿刺方向である水平方向の穿刺ができないことと，穿刺点の圧迫に左手が必要なためプローブの固定ができないことが理由と考えられる．この部位で超音波ガイド下に穿刺すると，血管穿刺点は必然的にLandmark法による血管穿刺部位より外側になり，解剖学的には腋窩静脈穿刺になる．鎖骨下静脈以外の血管（内頸，腋窩，大腿静脈）は，血管の背側に安全域が確保できる．また，動脈が並走しているので，どちらかというと深部方向より横方向に針がずれた時に合併症が起こりやすい．このため，内頸静脈や腋窩静脈のガイド下穿刺では短軸方向のスキャンが用いられている．

第4章 超音波を用いた Landmark の設定と穿刺

参考 腋窩静脈アプローチ

　鎖骨中点より外側で腋窩静脈をリアルタイム超音波ガイド下に穿刺する方法で，後方に肺がないため気胸の心配がないのが特徴である．血管の位置が深く動脈が並走しているので，正確な超音波ガイド下穿刺が必要になる．詳細は文献2を参照のこと．

鎖骨下静脈穿刺と腋窩静脈穿刺の違い

鎖骨下静脈穿刺	腋窩静脈穿刺
前方よりみた図	前方よりみた図
頭側よりみた図	頭側よりみた図

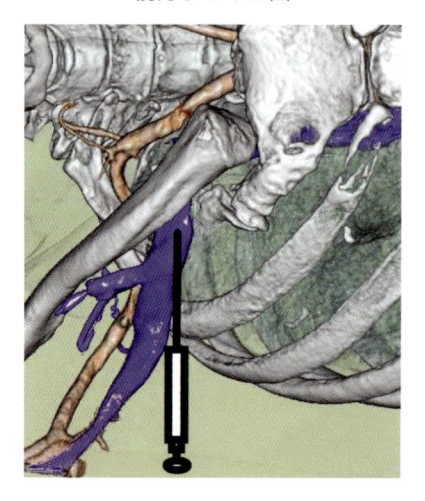

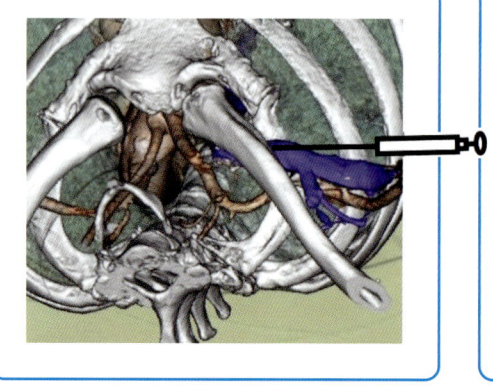

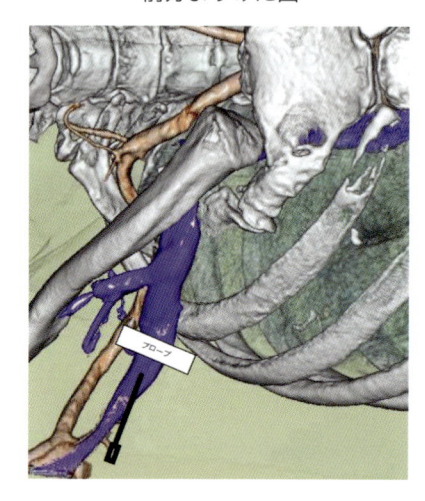

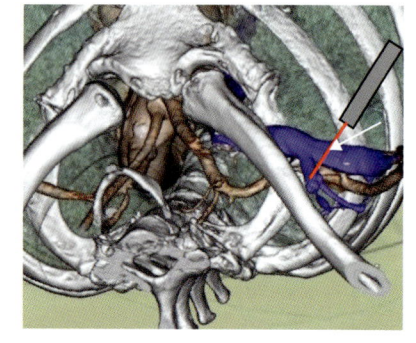

4.5 ◆鎖骨下静脈の穿刺

参考 Laser 照準器を用いた Landmark 法

　建築で用いられる Laser 照準器（右図）からの Slit Laser を穿刺方向のガイドにする．照準器を患者の左手に固定し，血管の長軸をとらえた状態の超音波プローブが Slit Laser の平面内に含まれるように角度を調整すると，超音波のスキャン面は Slit laser と同じ面になる．穿刺針が slit laser の面に含まれる時，針は穿刺血管に向いている．この平面上を水平に針を進めると必ず血管にヒットする．モデルを用いてプローブによる穿刺面の傾きによる穿刺感覚の違いを体感するのに便利である．

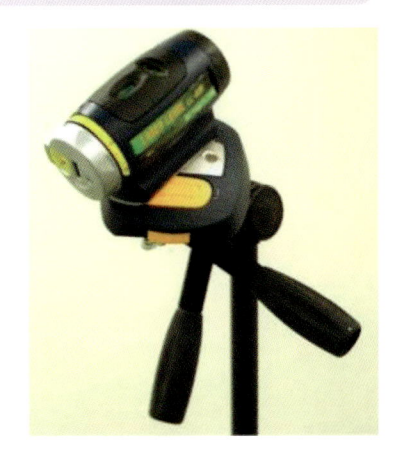

❶ 血管の長軸を捉えた超音波プローブに Slit laser が当たるように Laser 照準器の Slit 角を調整する．

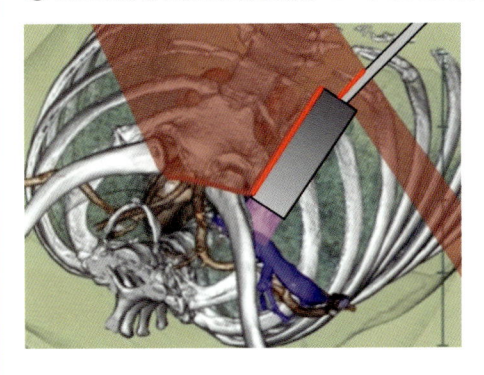

この時，slit laser の面には血管が含まれる．

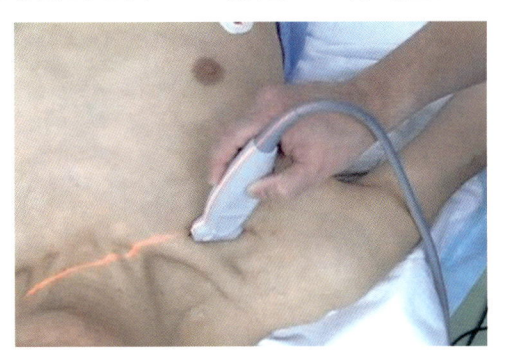

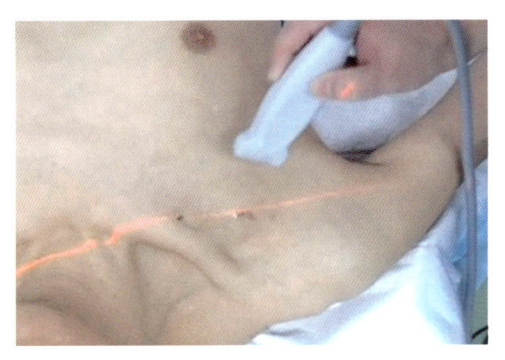

❷ 針先を皮膚上の laser line に置く．

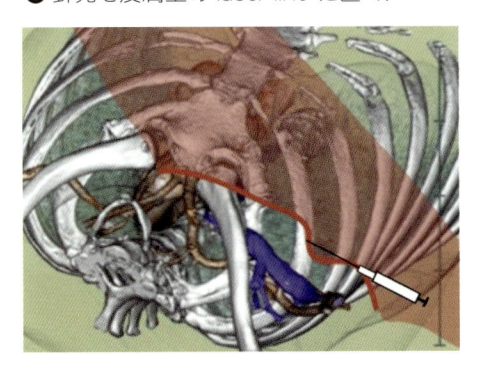

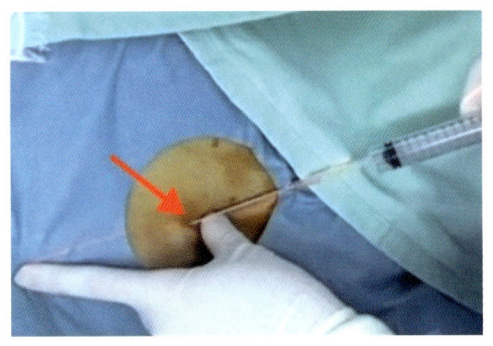

第 4 章　超音波を用いた Landmark の設定と穿刺

❸ 手元に laser guide（↘）が当たる位置で穿刺方向を決定する．

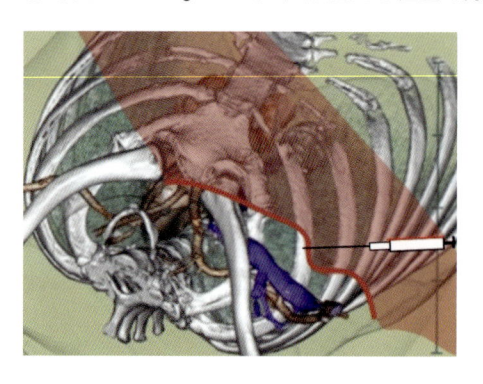

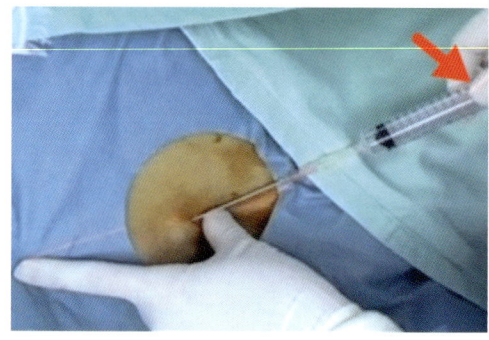

❹ 針はスキャン面に含まれるのでまっすぐに穿刺すれば血管に到達する．
　Slit laser が傾いているので，穿刺の方向の line（↘）皮膚の Laser line（↘）より頭側に向く．

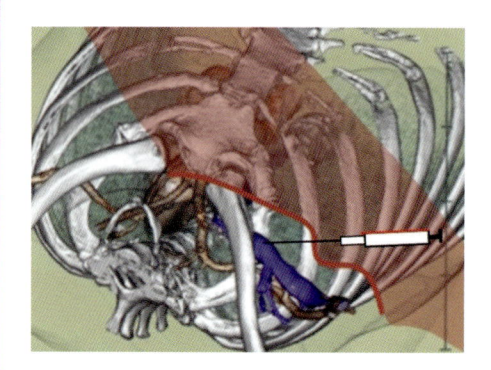

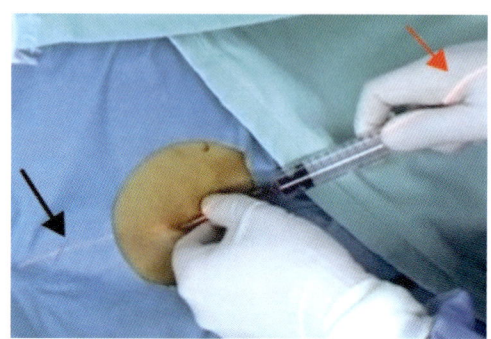

Section 4.6
Landmark法による上腕皮静脈穿刺

上腕静脈を長軸スキャンでLandmarkを設定し穿刺する．

Lesson 29 Landmarkを利用した上腕尺側皮静脈穿刺の実際

9. 上腕皮静脈アプローチ

超音波で設定したLandmarkにしたがって穿刺する．ガイドワイヤーが挿入しやすいように浅い穿刺角で穿刺する．

❶ 上腕を駆血し上腕尺側皮静脈を描出し，時計方向にプローブを90度回転させ長軸方向でスキャンする．

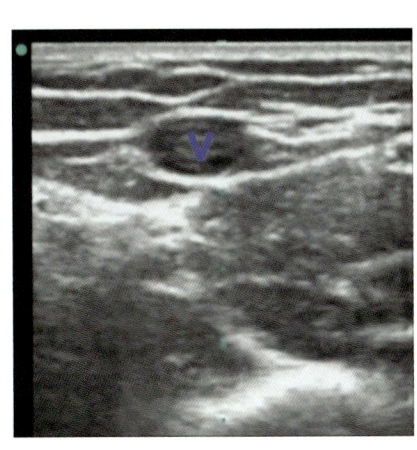

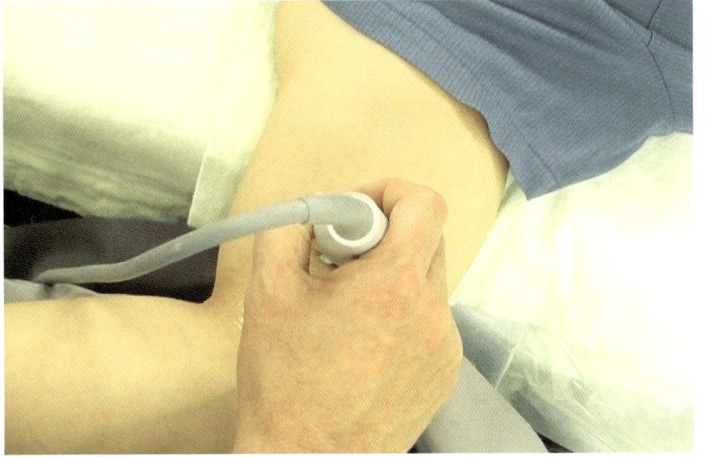

❷ 術者の位置を，プローブ側面を正面視する位置に移動し，術者の正中線とプローブの側方向の軸が一致するようにする．

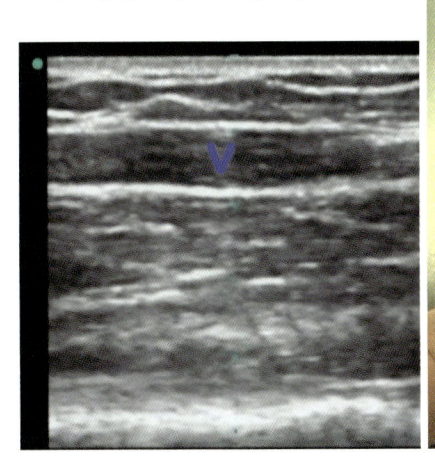

第4章　超音波を用いたLandmarkの設定と穿刺

❸ プローブの両端にLandmarkを2点設定する.

❹ 2つのLandmarkを結ぶ線を穿刺方向として,穿刺角30度でカニューラ針を穿刺する (➡Lesson 23, p.80). 逆流を確認したらカニューラを進め(図A), 左手で圧迫して出血をコントロールする(図B).

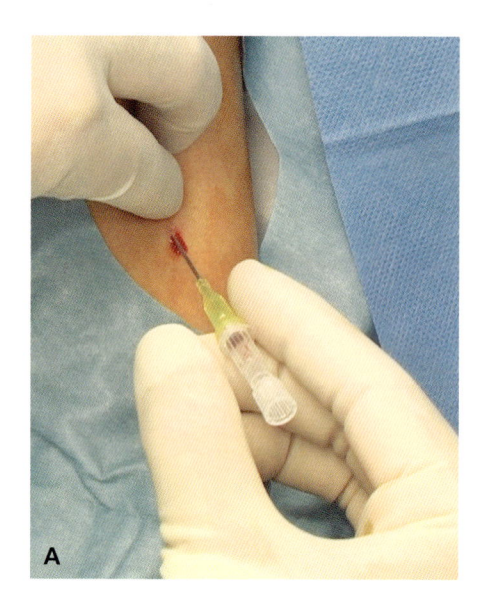

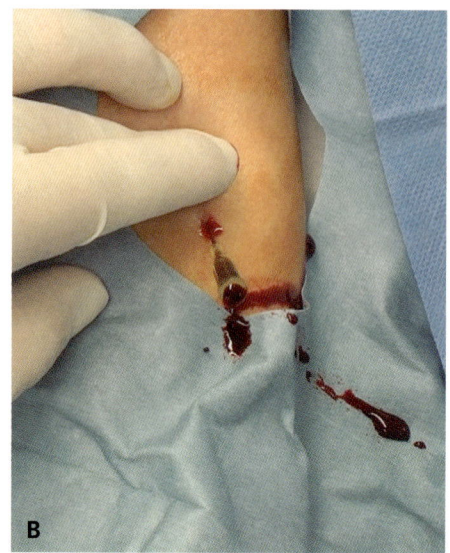

❺ 駆血帯を外してガイドワイヤーを挿入し,透視下にカテーテル留置位置まで進める.

❻ ダイレーターで経路を拡張し,カテーテルを留置する.

4.6 ◆ Landmark 法による上腕皮静脈穿刺

こんな時どうする？ 血管にあたらない

■長軸スキャンでマークする際プローブが垂直になっていることを確かめる．プローブが傾いていても超音波画面上は同じような血管の長軸像が得られるが Landmark の位置が異なる．

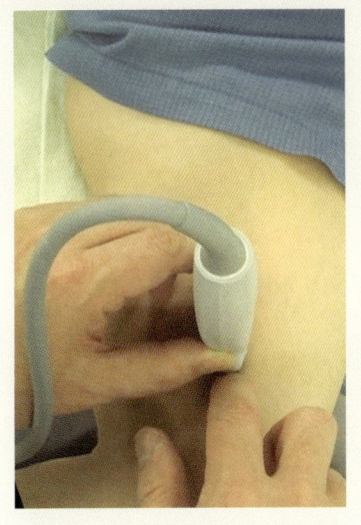

視線方向からみてプローブは垂直になっている（Landmark：L）

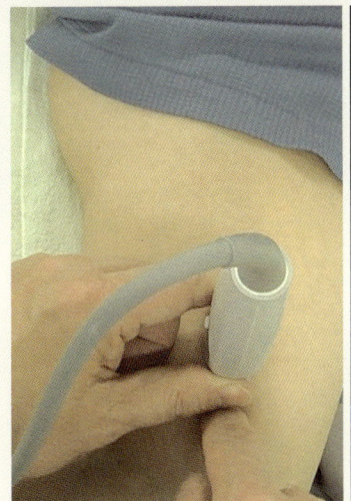

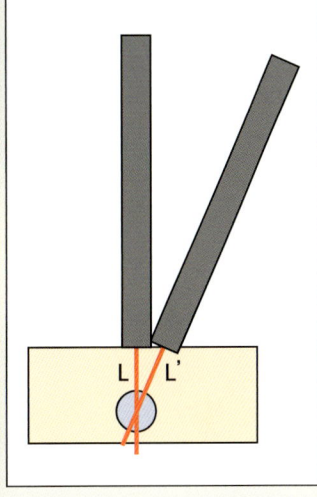

プローブは傾いており血管を斜めから長軸をとらえている（Landmark：L'）．この状態で付けた Landmark（L'）にしたがって穿刺すると血管からずれ穿刺できない（図右）．

こんな時どうする？ プローブが垂直に固定できない

■体位を調整してもプローブを傾けざる得ないときは，術者の首を傾けて，両目を結ぶ線と傾いたプローブの正中面が垂直になるようにする．

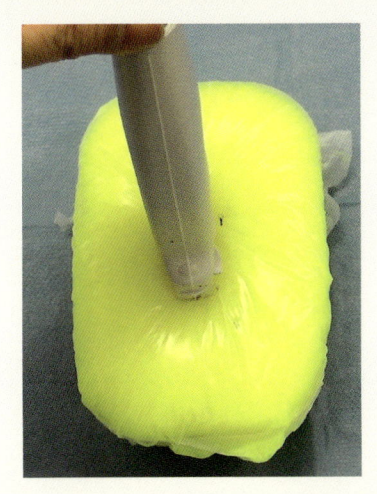

傾いたプローブを水平の目線でみた視野

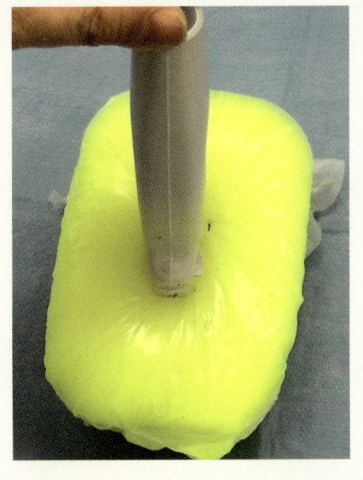

プローブの傾きに合わせて首を左に傾けた時の視野

第5章 セルジンガー法

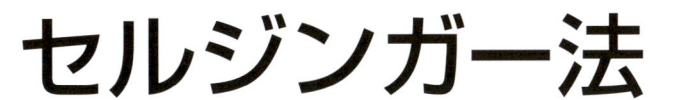

Chapter 5 ── The Seldinger Technique

超音波装置の利用と並んでガイドワイヤーを用いたカテーテルの挿入法は安全なCVCのためには欠かせない．しかし，安全なはずのセルジンガー法もやり方によっては危篤な合併症を引き起こす可能性がある．確実なセルジンガー法の手技をトレーニングする．

第 5 章　セルジンガー法

Section 5.1
セルジンガー法トレーニング

●ガイドワイヤーの種類と形状

マイクロニードルセルジンガー用
アングル型

セルジンガー用　J 型

PICC 用コーティングワイヤー　アングル型

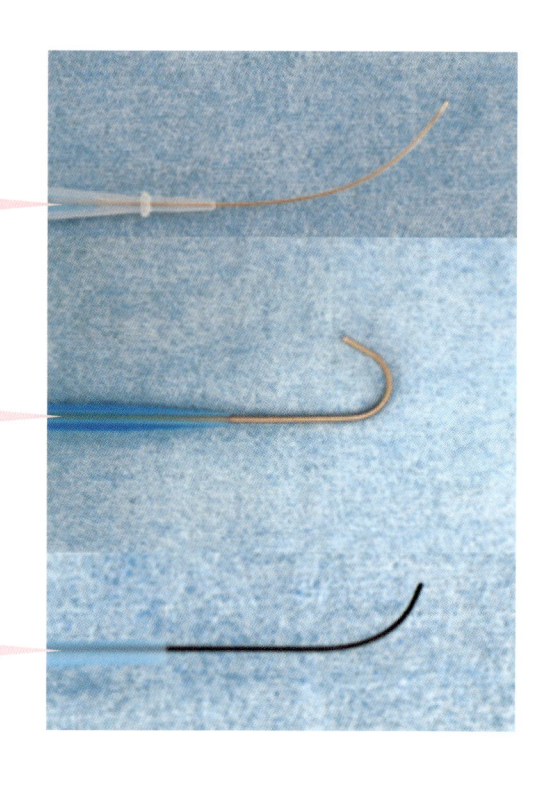

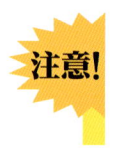

注意!　J 型は計の太い血管に使用する．
コーティングワイヤーは金属針に入れると表面コーティングが削れて剥がれるためプラスチック製の外筒カニューラを用いる．

5.1 ◆セルジンガー法トレーニング

Lesson 30　ガイドワイヤーの操作

5. セルジンガー法トレーニング

　血管穿刺後，穿刺針に直接あるいは外筒カニューラを用いてガイドワイヤーを挿入するまでの手順を訓練する．穿刺針とガイドワイヤーの種類によりワイヤーの挿入感が異なるのであらかじめ体感しておく．

トレーニング方法 ❶　　　　　　　　　　　　　　　　　　　　*Training Methods*

▶ **サイドアクセスからワイヤーを挿入する場合**
　スポンジにサイドアクセスを付けた針を穿刺してワイヤーの扱い方を習得する．

❶ スポンジで穿刺し左手で針をしっかり保持し，左手を皮膚にアンカーリングして針が動かないようにする．

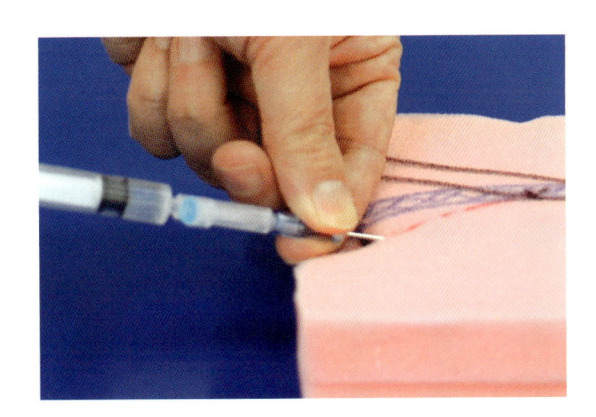

❷ 右手でストッパー（↑黄色のリング）を操作しガイドワイヤーの先を出して先端の方向を確認し（↙），血管の走行に対して適切な方向に向くようにする．

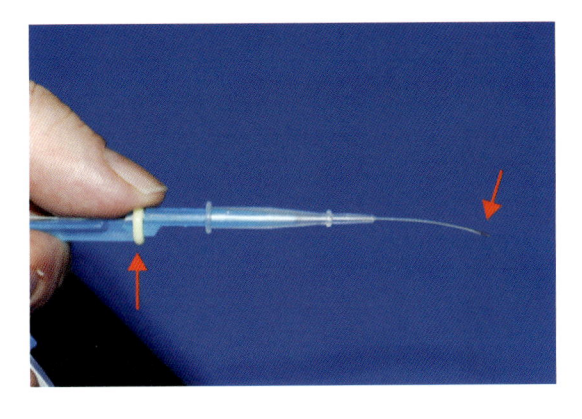

第5章　セルジンガー法

❸ サイドアクセスにガイドワイヤーのコネクター部を挿し込み，右手の手元に20cmのマークがくるまでガイドワイヤーを挿入する．

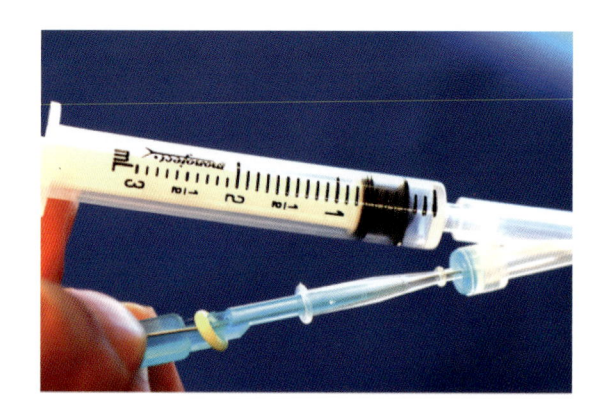

❹ 針とガイドワイヤーを抜く．この時，体内に入っているワイヤーの長さが変わらないように針が抜けた分の長さだけ右手でワイヤーを送る．

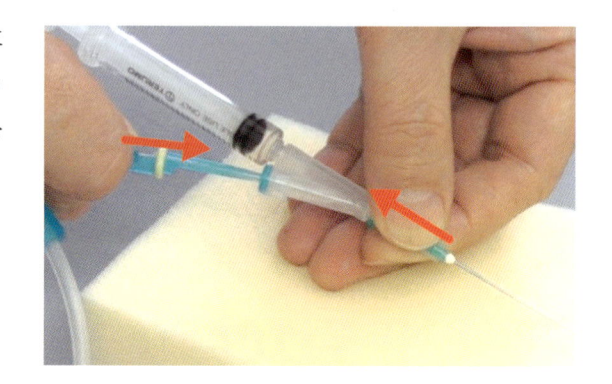

❺ 針が抜けたら左手でワイヤーを押さえてワイヤーから針を抜く．

評価法

ワイヤーの挿入時に針が深くなっていかない．また針を抜く時にワイヤーが一緒に抜けてこない．

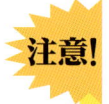

注意！　血管を穿刺してからガイドワイヤーが正しく挿入されるまでの間，先の尖った針が血管に刺さった状態となる．針をもつ左手の固定が不十分だと針とガイドワイヤーとの間の摩擦により針が先に進み血管の後壁を穿通する．そのままガイドワイヤーを入れると血管外に誤挿入され危険である．

ガイドワイヤーは，「**血液の逆流が確認できる位置で挿入する**」

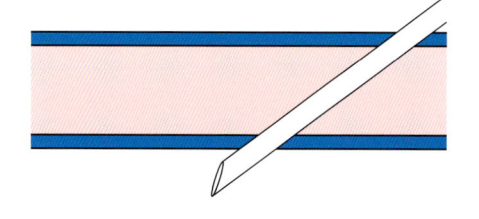

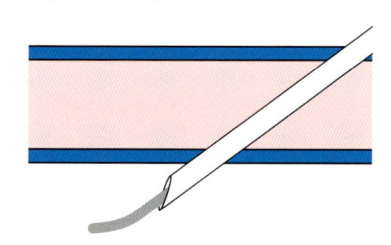

5.1 ◆セルジンガー法トレーニング

トレーニング方法 ❷　　Training Methods

▶**カニューラ針を用いる場合**

　スポンジにカニューラ針を穿刺し，外筒を残してワイヤーの挿入操作を訓練する．サイドアクセスからガイドワイヤーを入れるより手順がやや複雑だが，逆流の確認が確実で，かつカニューラが軟らかいので血管を傷つけにくい利点がある．

❶ カニューラ針を穿刺する．

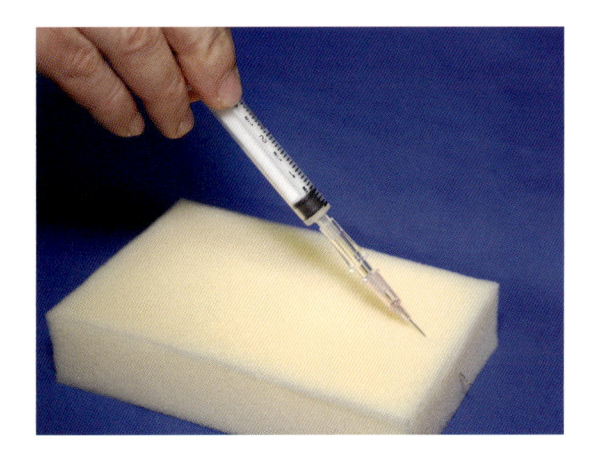

❷ 注射器を固定したままカニューラを送る．

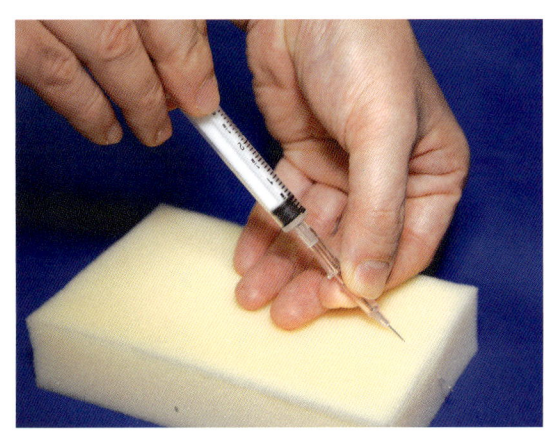

❸ 内針を抜き，血液の逆流がない場合には，カニューラに注射器を接続して抵抗なく血液が逆流するのを確認する．血液の引きが悪い場合は先が血管壁に当たっているか血管外に出ている可能性がある．カニューラを少し浅くして抵抗なく引ける部位で固定する．

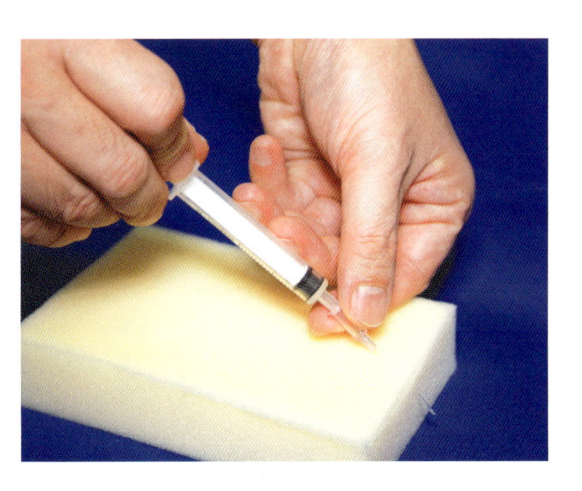

第 5 章　セルジンガー法

❹ ガイドワイヤーを挿入し，カニューラを抜去する．
　実際には透視下にガイドワイヤーの先端位置を確認し，ガイドワイヤーを押さえてカニューラを抜く．

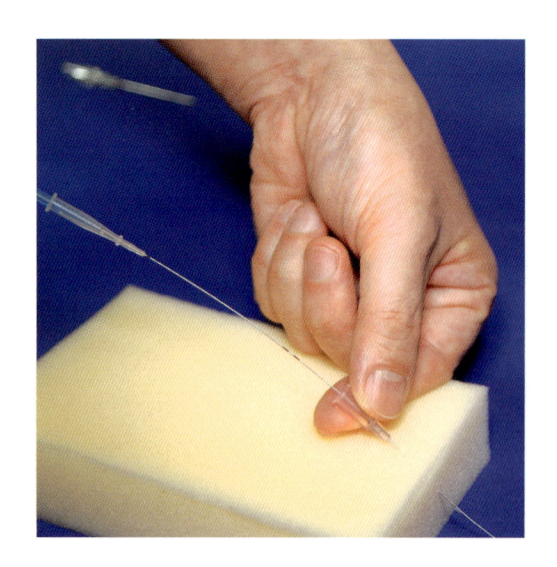

5.1 ◆セルジンガー法トレーニング

コラム * COLUMN

セルジンガー法は安全か？

　セルジンガー法はガイドワイヤーが血管内に確実に入って初めて安全性が確保される．誤って動脈や胸腔にガイドワイヤーが入ってしまいそれに気づかずにダイレーションを行うと危篤な合併症を起こす．特に細いガイドワイヤーでは抵抗が少ないので血管外に出た感覚がわかりにくい．

　ワイヤーが血管内に抵抗なく入る感覚を体感しておくことは大切であり，さらに挿入感覚がおかしいと思ったらガイドワイヤーを針から抜き再度逆流を確かめる慎重さが求められる．ガイドワイヤーの種類により先端の形状や材質の硬さが異なるので挿入時の抵抗感も異なる．慣れないキットを使用する時には水分を含ませた状態でワイヤーを通し抵抗感を確かめておく．いったん，ガイドワイヤーを穿刺針に入れると血流の逆流を確認することができない．挿入時の手の感覚は安全性の確保に重要な情報である．

　超音波にて血管内の高エコーのラインによりガイドワイヤーが血管内に入っていることを確かめることができる[3]．図Bは内頸静脈内の細径ガイドワイヤーである（↓）．

　針からガイドワイヤーを抜く時に無理に引くと細径のワイヤーでは針先でワイヤーを切断してしまう．もしワイヤーに抵抗を感じたら無理に引かずに針ごと抜いてやりなおすのが安全である．

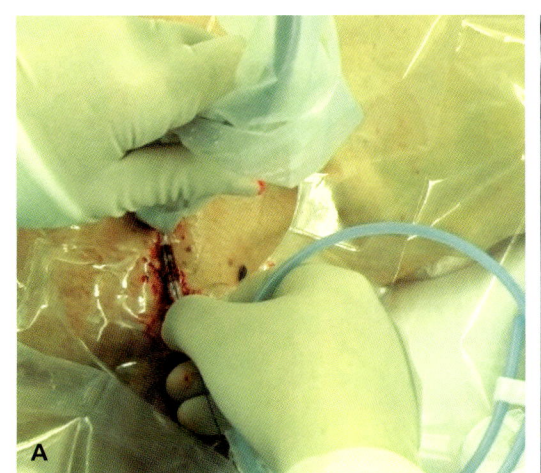

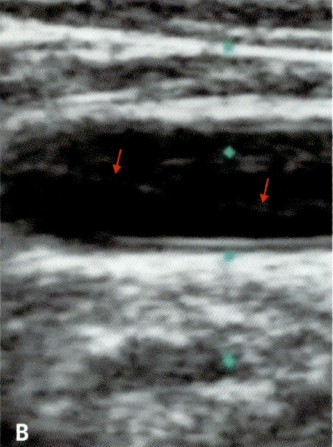

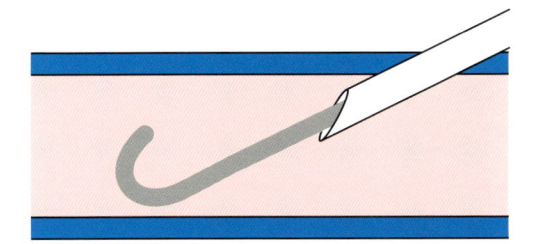

血管内でのJ型のガイドワイヤーの形状

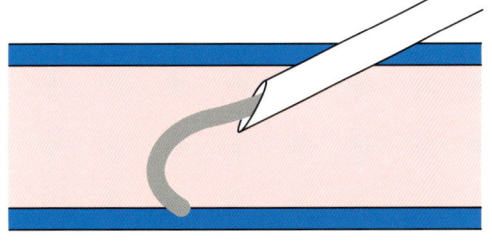

挿入する時にワイヤーの先の方向が誤っていると血管の後壁に引っかかる．

第5章　セルジンガー法

Lesson 31　ダイレーターとカテーテルの操作

5. セルジンガー法 トレーニング

ガイドワイヤーで確保された血管までのアクセスルートを拡張させ，カテーテルを挿入する．

トレーニング方法　　　　　　　　　　　　　　Training Methods

▶ スポンジにガイドワイヤーが通った状態に続けて開始する．

❶ ガイドワイヤーに沿って刃を上に向けてメスの先端を挿入し穿刺部の皮膚切開を拡張する．

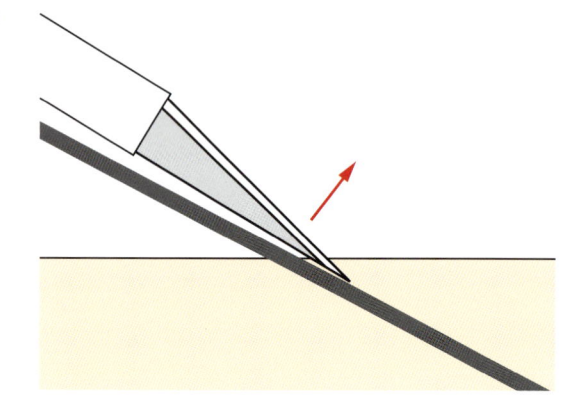

❷ ワイヤーにダイレーターを装着し血管までの距離だけダイレーターを回転しながら挿入する．異常な抵抗がないことを確認しながら行う．穿刺路を拡張する時にはガイドワイヤーをたるまないようにしっかり固定する．

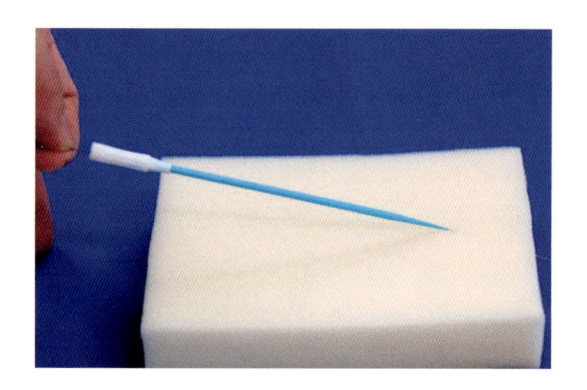

❸ 血管までの経路が拡張されるとダイレーターを持つ手に Loss of resistance（➡Lesson 11, p.36）を感じることができる．

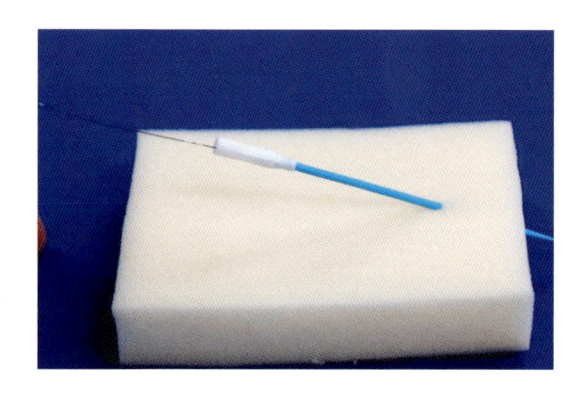

5.1 ◆セルジンガー法トレーニング

❹ ダイレーターを抜き，カテーテルに入れ替える．ワイヤーの端を手で固定しつつ反対の手でカテーテルを挿入する．

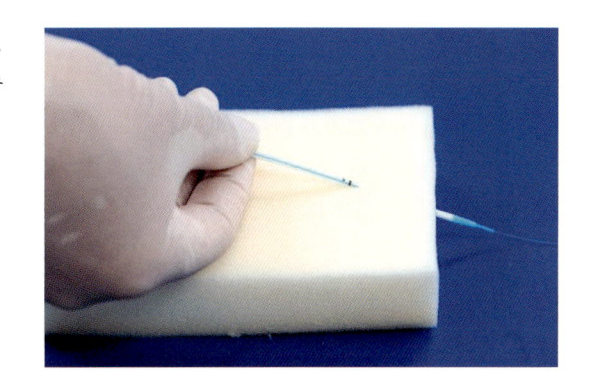

❺ カテーテルの位置と，抵抗なくすべてのチャンネルから血液が引けることを確認して針糸で固定する．

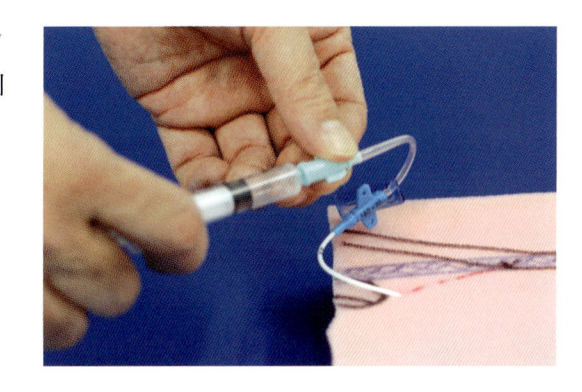

注意! カテーテルをガイドワイヤーに入れた際，必ずカテーテルのコネクター側から出たガイドワイヤーの端をつかんでからカテーテルを血管に送り込む．

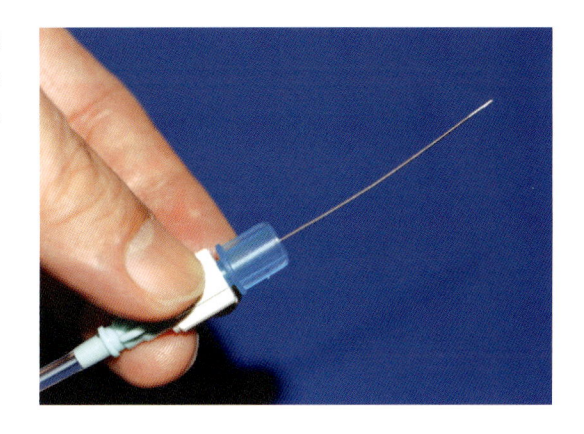

注意! 鎖骨下静脈や内頸静脈からガイドワイヤーを20cm以上挿入すると先端が心臓内に達して不整脈が生じることがある．ガイドワイヤーの20cmのマークが常に体外にあるようにする．器具の入れ替えの時には常にガイドワイヤーをしっかり把持しながら，心電図モニターに注意し必要以上に挿入しないようにする．

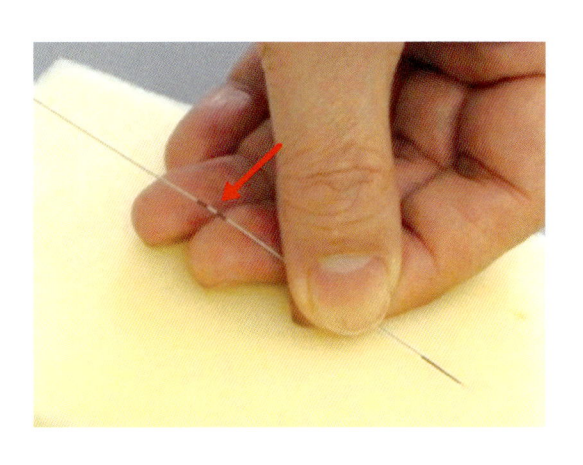

第 5 章　セルジンガー法

✱ ここがポイント ✱

　カテーテルを送るときには，Tail が不潔にならないように十分な大きさのドレープを使用する．

　Tail を常に持つようにすると不潔になりにくいが，この時 Tail の先を先端と同じ方向に向け U 字型にするとワイヤーが抜ける方向に力が伝わらずガイドワイヤーが安定化する．

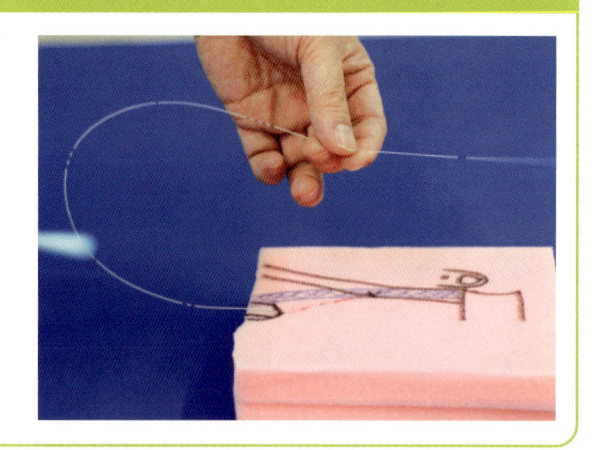

Section 5.2
セルジンガー法の実際

ガイドワイヤーで確保した穿刺路をダイレーターで拡張させ，ワイヤーをカテーテル内に入れてカテーテルを留置する．

Lesson 32 PICCでの
セルジンガー法の実際

5. セルジンガー法トレーニング

カテーテルやワイヤーの長さ以外はアクセス血管によらず手順は同じなので，上腕皮静脈からのPICCの場合を例に解説する．

❶ 左上腕尺側皮静脈に挿入したカニューラにガイドワイヤーを挿入する．透視下に中心静脈まで挿入されているのを確認する．

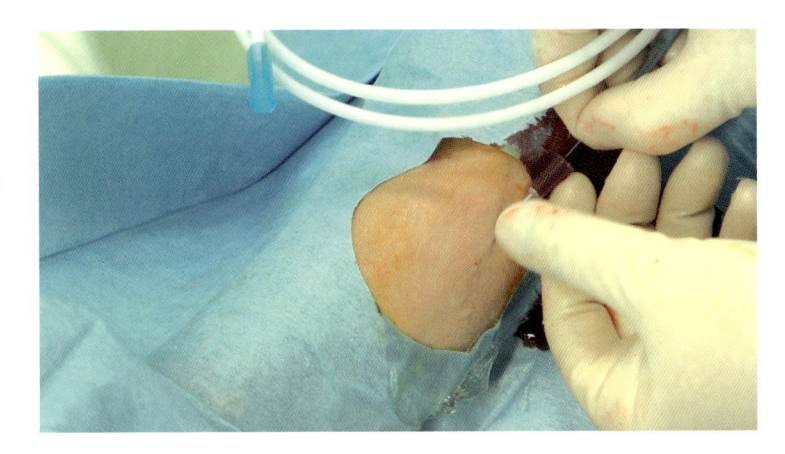

❷ ダイレーターをワイヤーに通し穿刺路を広げる．この時，反対の手でワイヤーを固定しながら行う．

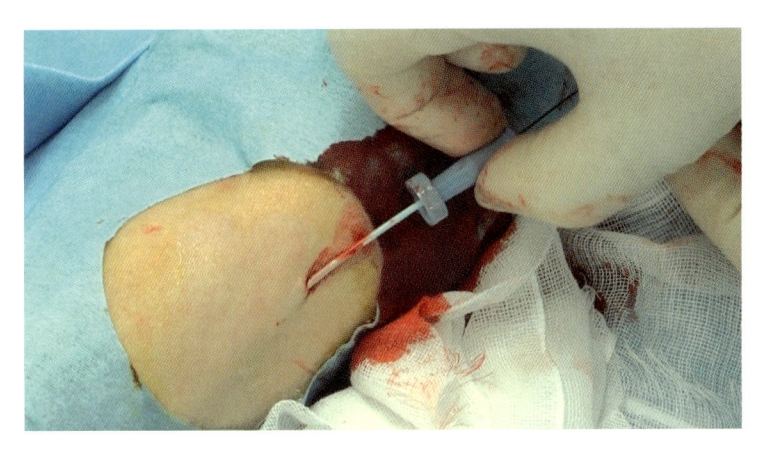

第5章　セルジンガー法

❸ カテーテルに入れ替える．カテーテルのコネクター部（○）よりワイヤーの端が出るのを確認しワイヤーを左手で把持してカテーテルと一緒に挿入されないように固定する．

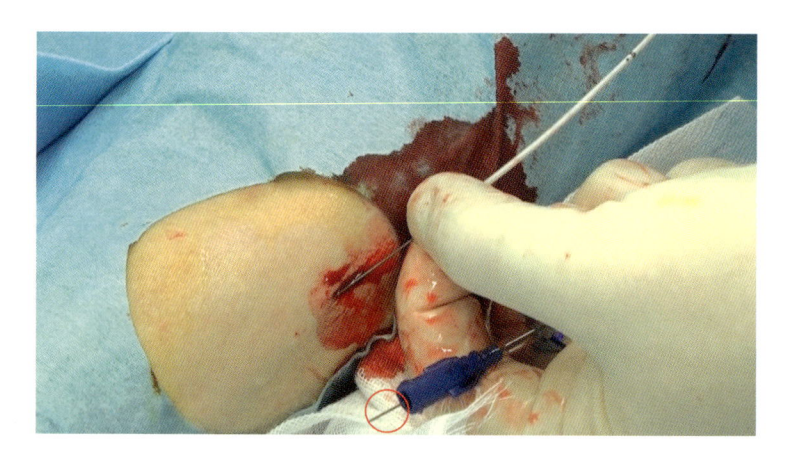

❹ 反対の手でカテーテルを血管に挿入する．透視または胸部 XP でカテーテルの先端位置を確認する．
右手はガイドワイヤーの端をもっている．

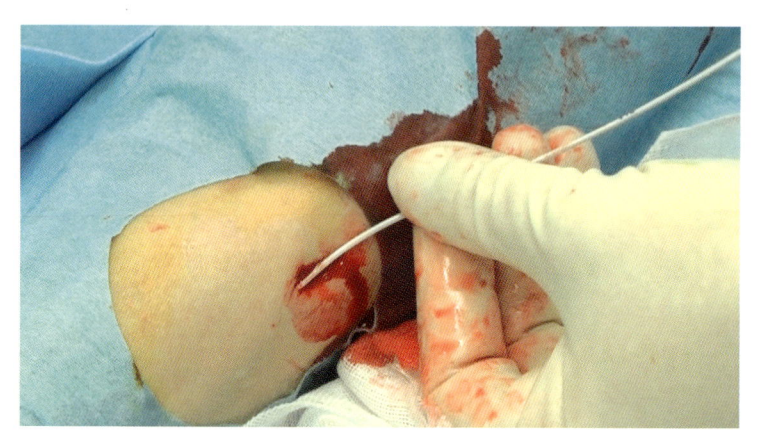

注意！
- 駆血したままだとガイドワイヤーが入らない．
- コーティングされたワイヤーには挿入した距離の指標がなく，滑りやすいので挿入距離の推定が難しい．15cm ごとに大きなストロークでしっかりと把持して挿入する．

＊ ここがポイント ＊

カテーテルだけで静脈弁を越えるのが難しいので，ガイドワイヤーは中心静脈まで挿入しておきガイドにしてカテーテルを入れる．通常，挿入長は 40〜50cm．

こんな時どうする？　ガイドワイヤーが途中で進まない

- PICC の血管は皮下静脈なので静脈弁がある．ガイドワイヤーがこの弁に引っかかることがある．ワイヤーを回転させて先端のアングルを変えながら，弁を越える．

5.2 ◆ セルジンガー法の実際

● 胸部XPの確認点

胸部XPを撮影し異常がないか確認する．
1) カテーテルの位置異常がないこと
   - カテーテルが正中を超えていない
   - 心臓血管角を超えていない（↘）
   - 鋭く屈曲していない
2) 気胸がない
3) 血胸がない

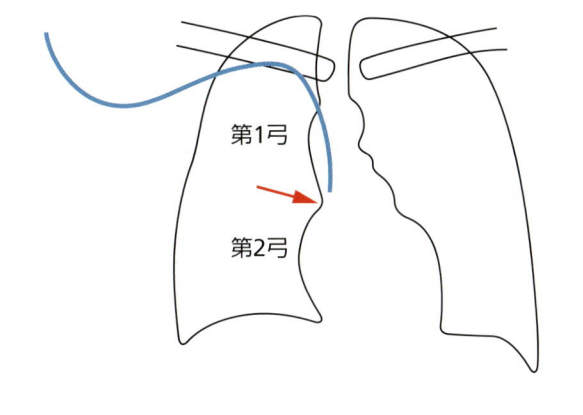

● 挿入長の推定

刺入部から同側の鎖骨頭を通り胸骨角（第2肋骨の付着部）までの体表の長さがほぼ挿入長となることが報告されている[4]．

● 胸部XPで異常はなくても安心できない

カテーテルが気管分岐部の高さにあり中心静脈に入っているように見えても胸腔内を縦隔胸膜に沿って挿入されることがまれに起こる．この場合，陰圧の胸腔内にカテーテルの先端があるので点滴の「おち」はきわめて良好である．XPで異常がなくても，術後の観察を忘らないことが大切である．

胸腔内にカテーテルが入ったまま，浸透圧の高い輸液製剤を入れると，死亡率の高い合併症である水胸となる．普段よりCVC後にはすぐに高カロリー液をつながないようにする．

● カテーテルの固定

皮膚にカテーテルを直接縫合固定する．皮膚刺入創より5mm離して，持針器またはカニューラ針（右図）を用いて非吸収性モノフィラメント糸を皮膚に通す．

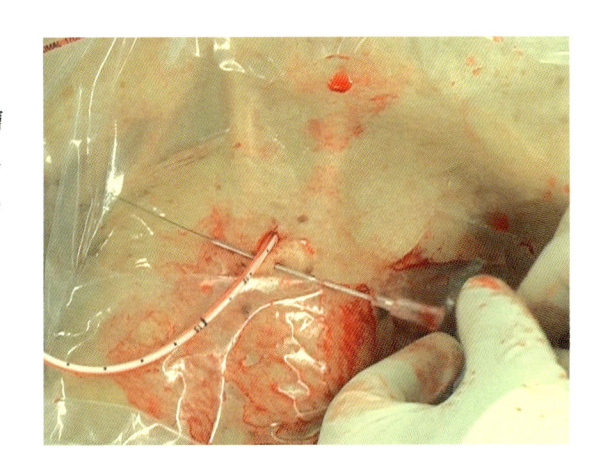

いったん結び目を作成して皮膚を締めつけないようにし，糸を複数回カテーテルに巻きつけて結紮する．糸の絞めつける力で固定するのではなく，糸とカテーテルの摩擦を増やすことで内腔を閉塞させずに固定する．感染対策として絹糸は用いずに非吸収性の合成糸を用いる．

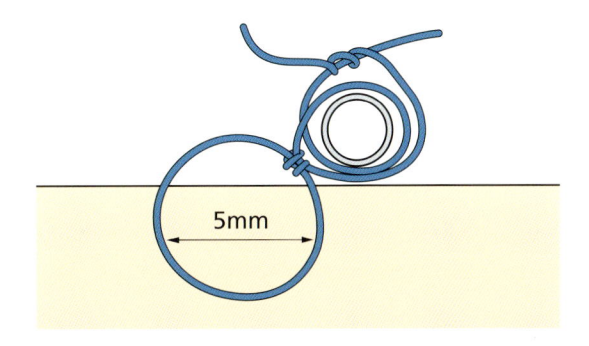

第5章　セルジンガー法

複数の結紮糸でカテーテルを固定する．

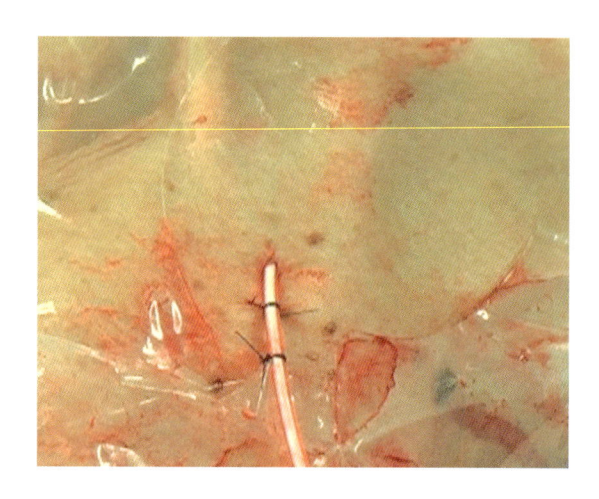

●カテーテルの固定

カテーテル固定器具（stopper）をカテーテルに取り付け，stopper を皮膚に縫合固定する方法もある．穿刺の際に使用したカニューラ針を用いた方法も可能である．

❶ Stopper の片方の穴に血管留置針を通し，カテーテル刺入部より 1cm 離れた固定位置に 45 度の角度で 5mm ほど穿刺する．

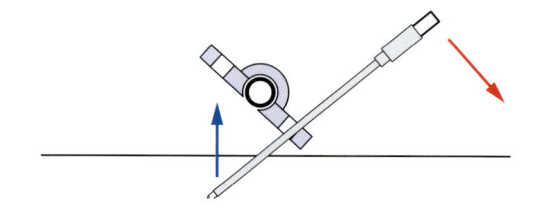

❷ 針を水平に寝かせると同時に針全体を持ち上げる．

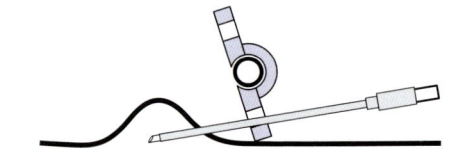

❸ 皮膚から先が出たら，外筒カニューラを進め，内針を抜去する．

❹ カニューラの先を，もう一方の stopper の穴に通すと U 字型に曲がったカニューラで stopper が固定された状態となる．
糸をカニューラ内に通したあと糸を残してカニューラを抜去し，結紮する．

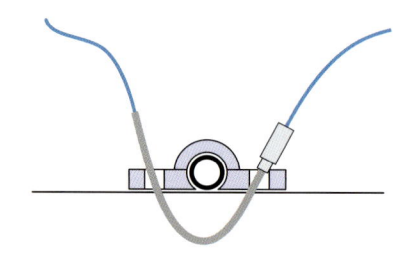

5.2 ◆セルジンガー法の実際

こんな時どうする❓ カテーテル抜去時に糸を切るスペースがない

■固定糸を切ろうとしてはさみでカテーテルを切断し，カテーテルが中心静脈に迷入する危険がある．カテーテルの固定法に原因がある．もし糸を切る余裕がない場合には，皮膚の穿刺位置から先にカテーテルを体内より引き抜き，そのあとで糸を切るようにする．抜去することを考えて，穿刺位置より離れた位置で固定し，皮膚を通したLoopにははさみを入れる余裕を持たせることが大切である．

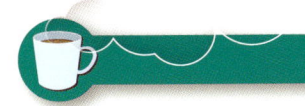

コラム * COLUMN

Stopperの止め方

　皮膚固定する方法として二つあるstopperの穴に別々に糸を通して縫合する方法が一般的である（図A）．この場合縫合糸が浅く皮膚にかかることになり，結紮により押し付けられる面積が小さい（赤い部分）．血流障害を起こして糸で皮膚が切れる可能性がある．p.120の方法（図B）は一針で固定でき簡便なうえ，皮膚に当たる面積が広く圧力が分散され縫合される組織も大きいので，糸自体により損傷も起こりにくい．

　脆い血管や肺組織などを縫合する際には，糸により組織が裂けることを避けるためフェルト状の保護シートを一緒に縫合するが，ここではstopper自体がその役割をしている．

　どちらでも大差はないので，慣れた方法を選択すればよい．

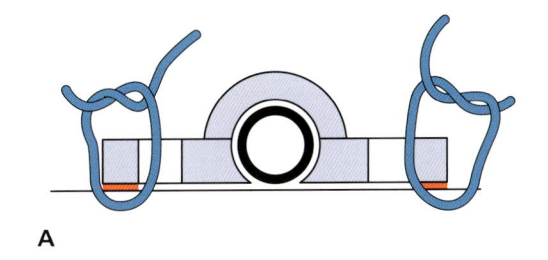

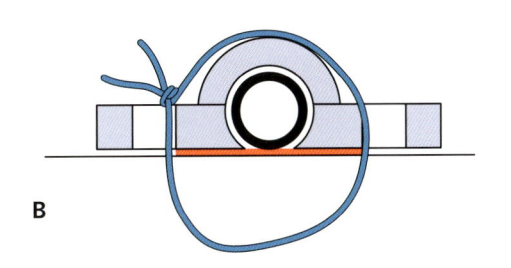

A

B

第5章　セルジンガー法

Section 5.3
シースダイレーターを用いたセルジンガー法

Lesson 33 太いカテーテルの挿入法の実際

5. セルジンガー法トレーニング

皮下ポートや血液浄化用のカテーテルなどを挿入するにはシースダイレーターをガイドワイヤーに沿って血管内に挿入し，シースを残してダイレーターを抜きカテーテルを入れる．

❶ ガイドワイヤーが適切な位置に挿入されたら穿刺路に局所麻酔を追加する．

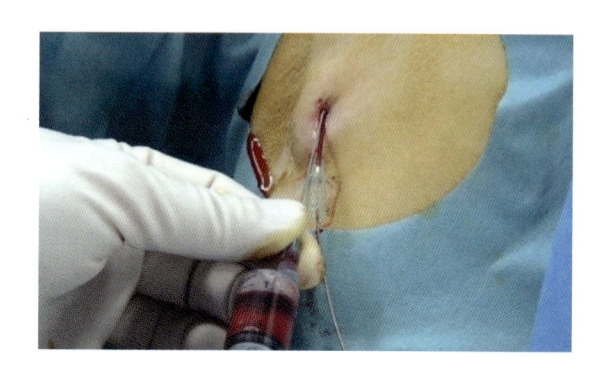

❷ シースダイレーターをガイドワイヤーに沿って血管内に挿入する（青いキャップがダイレーター）．

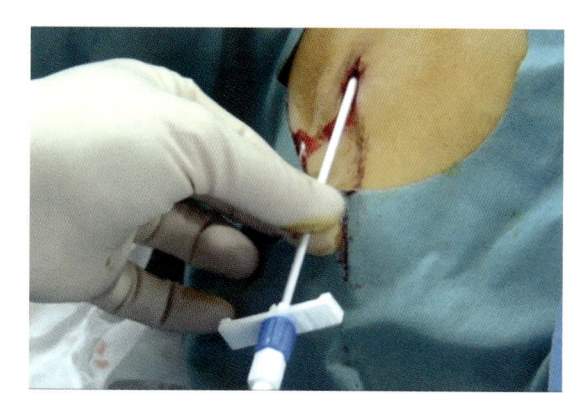

❸ 逆流を確認して，血管内にあることを確認する．

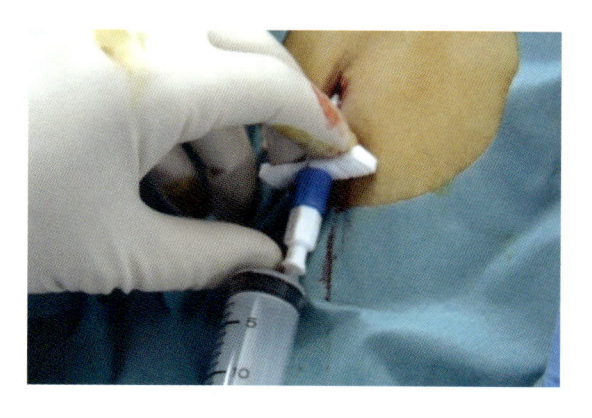

5.3 ◆ シースダイレーターを用いたセルジンガー法

❹ ダイレーターをワイヤーごと抜去し，シース内にカテーテルを挿入する．

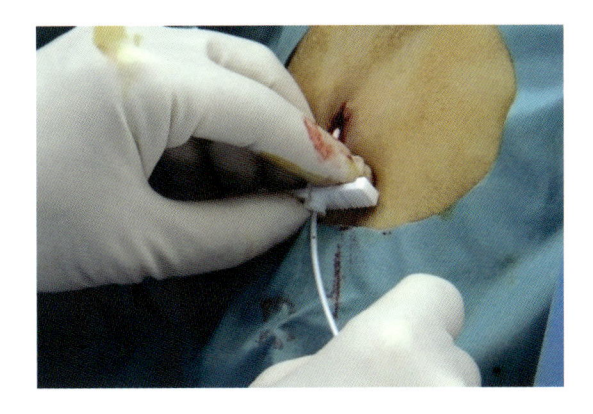

❺ シースを Peel off して取り除く．

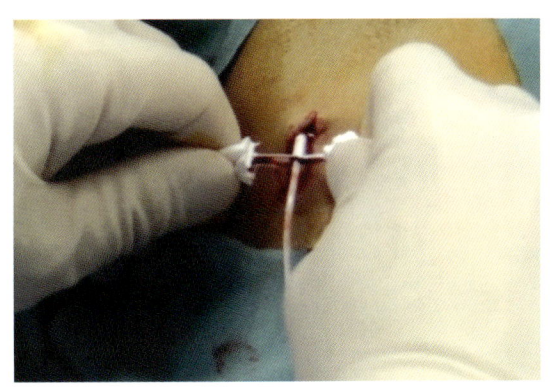

第6章 CVポート造設

在宅高カロリー輸液や持続点滴を要する化学療法の普及により CV ポートを造設する機会は増えている．ポート造設術の「コツ」を学ぶ．

第6章　CVポート造設

●造設部位の選択

前胸部皮下

　鎖骨下静脈または内頸静脈にカテーテルを留置したあと，引き続いて前胸部皮下にポートを留置する．留置する位置が肩関節の近くになるほど，腕の動きによるポートの移動が大きくなる．皮下ポートの長期留置例が増加しておりカテーテルの疲労性断裂が最近問題となっている．上肢の動きによりポートが移動してもポートのカテーテル接続部位に応力がかからないように接続部が血管穿刺部に向くようにし，余分なたるみをつくらないようにする．

上腕皮下

　PICCに準じてカテーテルを留置後にポケットを形成して留置する．在宅での抜針に訓練が必要であるが，出血傾向や呼吸不全などのカテーテル挿入リスクが高い患者では利点が大きい．

●留置する深さとポケットの大きさ

　繰り返し穿刺するポート部の皮膚の血流を保つためにも，固定の面からも筋膜上に留置する．必要以上に大きなポケットを形成すると固定が悪くなりポートが裏返ってしまうことがある．

●局所麻酔の部位

　切開創皮内と皮下，ポート作成部位の筋膜と脂肪の間の疎な結合織間に局所麻酔を行う．ポケット部の皮膚や皮下脂肪内の局所麻酔は不要．

Lesson 34　ポート造設法の実際

6. ポート造設法

❶ カテーテル留置後，ポート造設位置の頭側に皮膚，皮下を局所麻酔し皮膚切開を加え，垂直に筋膜の深さまで切開する．

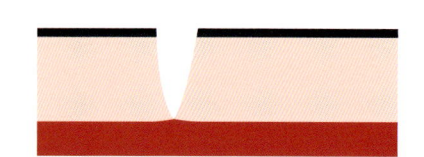

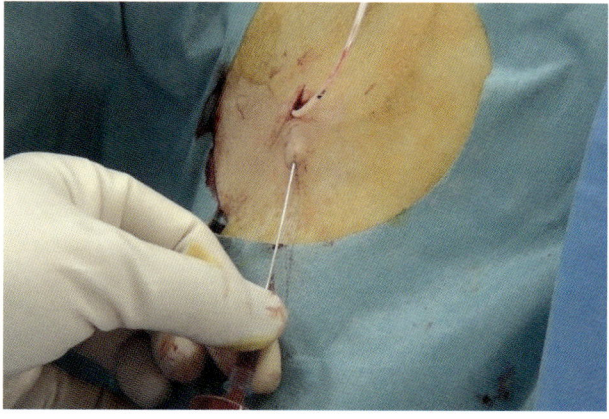

CVポート造設

❷ ポート留置位置の筋膜と皮下組織の間の疎な層に局所麻酔を追加し，麻酔と剥離の補助とする．

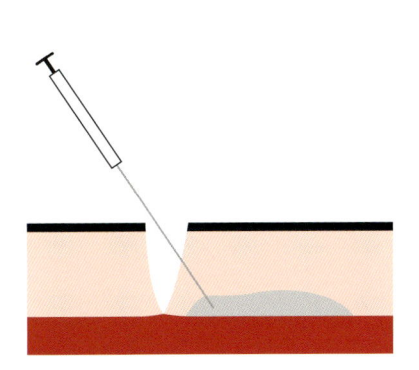

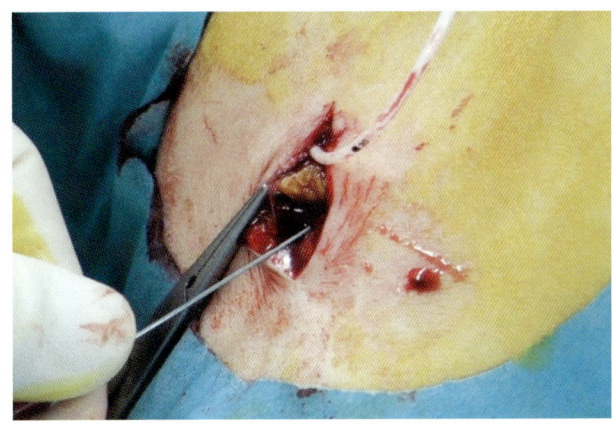

❸ **皮下最深部の把持**
　　切開創の最深部でポート造設側の筋膜直上の皮下組織を鉗子で把持する．ポート挿入が終了するまでこの鉗子を離さないようにして，以下の剥離層の基準にする．

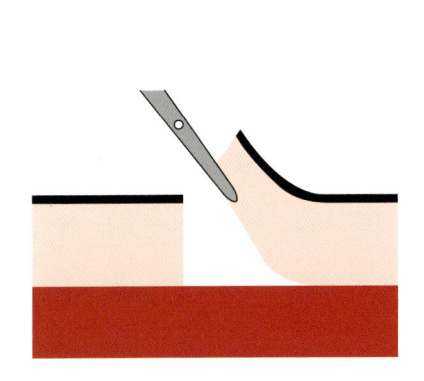

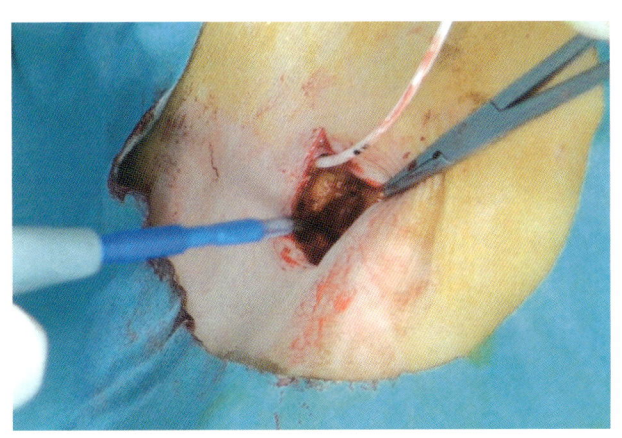

❹ 鈍的にポケットを形成し，ガーゼをパックして止血する．ポケットの大きさはパックしたガーゼの触診で推定できる．

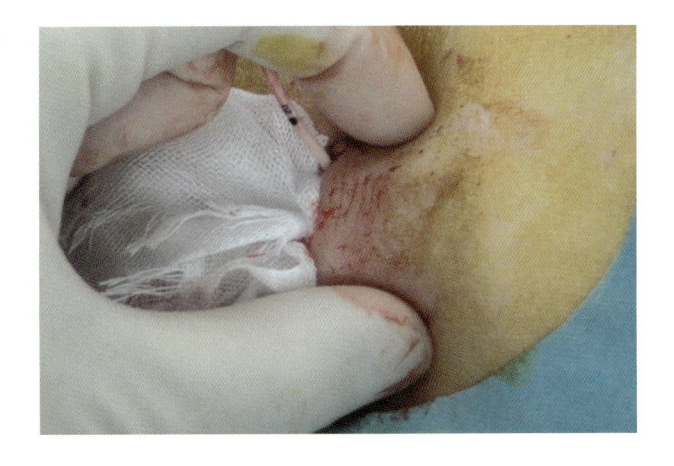

第 6 章　CV ポート造設

❺ カテーテルの長さを決め，適切な位置で切断し，カテーテルの断端をポートに接続する．

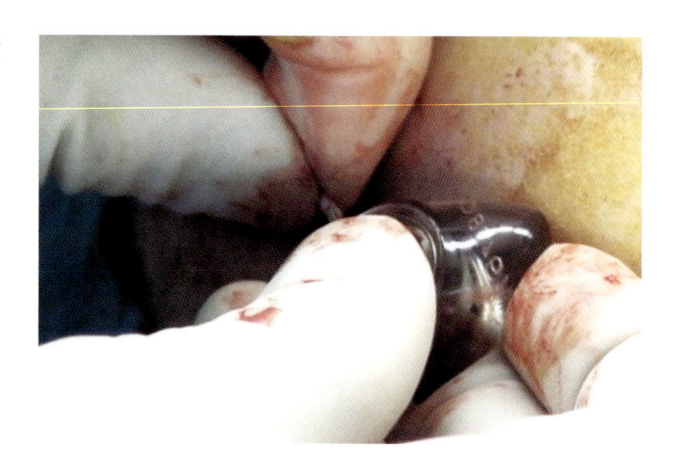

❻ ポートをポケット内に挿入する．
❸で把持した鉗子を持ち上げ，靴ベラのように操作するとスムーズに挿入できる．カテーテルに余分なたるみがないようにする．ポートをフラッシュし，注入抵抗がないことを確認後，埋没縫合2針にて閉創しテープ固定を追加する．

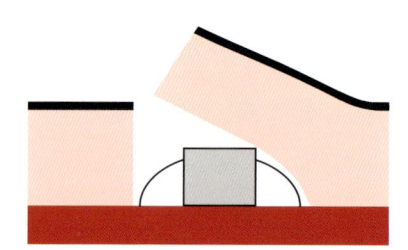

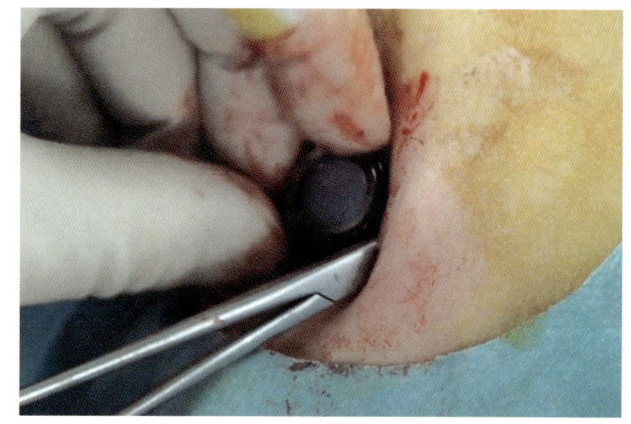

＊ ここがポイント ＊

　カテーテルの機械的な損傷は断裂の原因になる．金属製の手術器械でカテーテルを把持しないようにする．カテーテルは通電性がなく，電気メスでは切れない．カテーテル付近では電気メスのほうがハサミやメスよりもが安全である．

CVポート造設

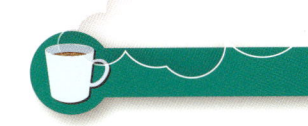

コラム＊COLUMN

長期利用によるポート合併症

　完全断裂する前に，薬剤が少量皮下に漏れるため，投与後のポートのカテーテル接続部付近の痛み，皮膚の限局性の色素沈着が先行する（図A）．造影しても造影剤の皮下の漏れは証明できないことが予想される．カテーテルの断裂を疑ったらすぐに抜去する．
　図Bは部分断裂の状態で摘出したポート．

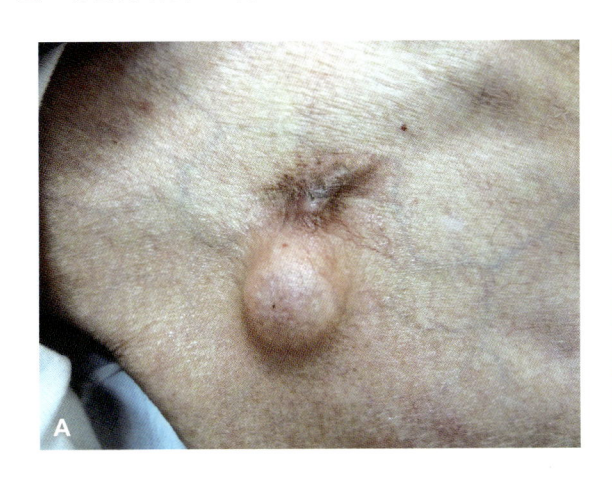

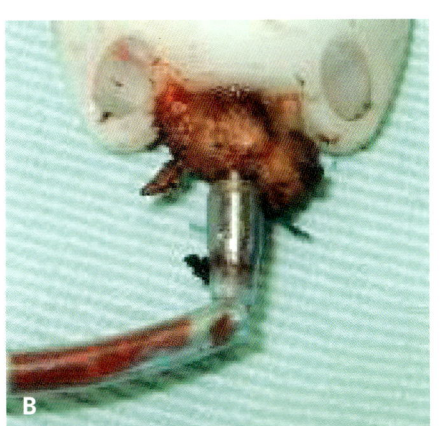

第 **7** 章

トレーニング用教材の作成法

Chapter 7 — Making the Training Materials

穿刺感覚や超音波画像でのみえ方など，実際の穿刺に近いトレーニング教材の使用が技能の上達を左右する．安価で繰り返し使用できる教材の作成方法を記載した．

第7章　トレーニング用教材の作成法

1　穿刺の練習および精度評価用パット

材料
- スポンジ　厚さ3cm
- 方眼紙　（Project paper オキナ株式会社　品番 PNA4S）

作成法

スポンジに補助線を書く．

反対側には縦長に切った方眼紙を立てる切り込みを入れる．裏側にはガイドラインを書かないでおく．

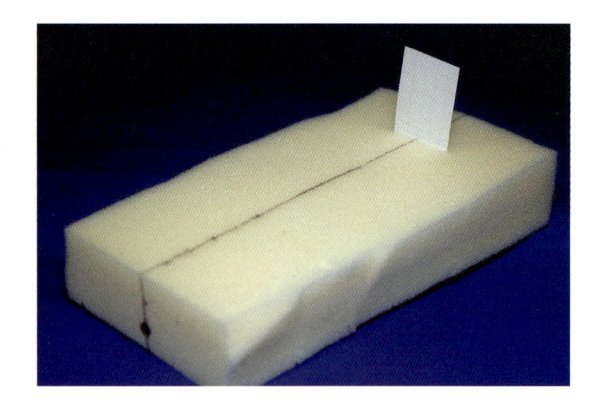

2　鎖骨下静脈穿刺用シミュレーター

材料
- 褥瘡予防用の低反発スポンジ
- ソフトナースプラス（サイガファーマ，品番 3600-001）

作成法

スポンジの溝の部分を鎖骨下静脈に見たて，10cm×15cmに切る．マジックインクで鎖骨，胸骨，鎖骨下静脈を書く．指の置く場所と血管穿刺部には表と血管側にマークを付ける．

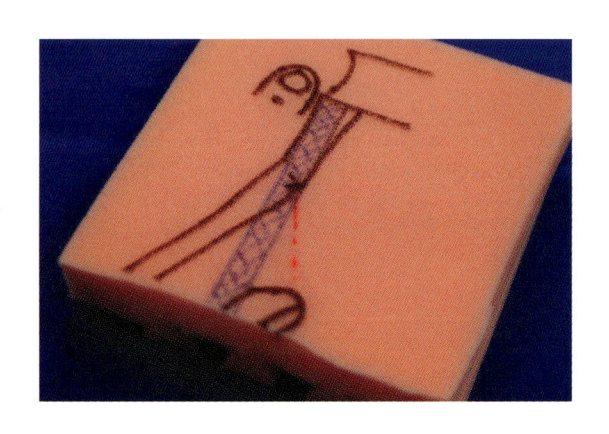

3 超音波ガイド下血管穿刺用パット

材料
- ゲル状の掃除用具「Cyber Clean」（アイリスオーヤマ，品番 PCP-13）
- プラスチック容器（ダイソー，品番 A-088）
- バルーンアート用風船（Qualatex，品番 260Q-43956）
- 食紅

作成法

容器に血管の深さ分の余裕を残して cyber clean を入れ，一晩放置する．風船を膨らまさない状態で赤い色の模擬血液（食紅）を入れ，結紮する．これを必要本数並べ，水中で cyber clean を重層し，フタをして48時間放置する．余分な cyber clean を除去する．時間をかけないと細かな空気が残り，超音波画像がみづらくなる．あらかじめ遠心機で遠心して微細な気泡を抜いたゲルを用いるとよい．

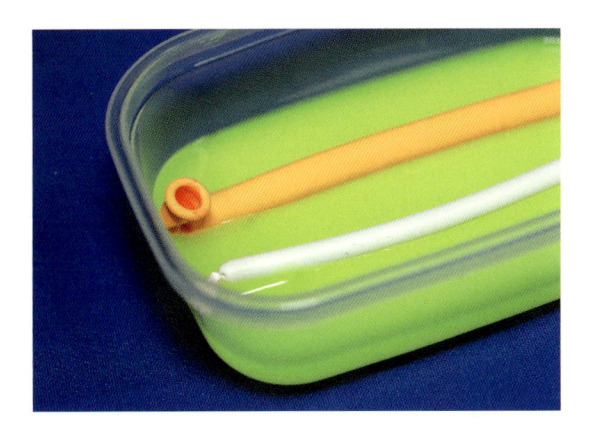

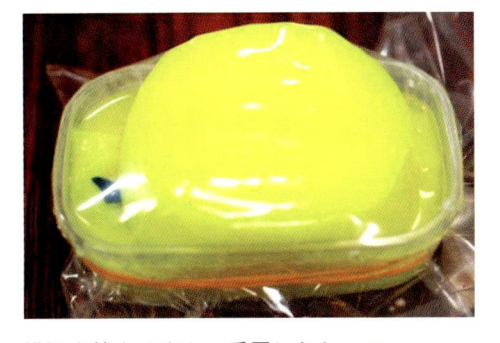

模擬血管をはさんで重層したところ．　　2日後．平らに変形する．

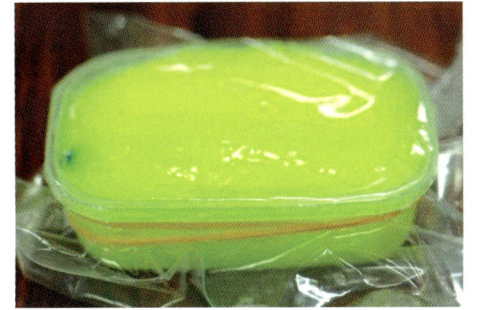

水中で表面の空気を抜きながらビニールをかぶせ，窓を開けたフタをして固定する．

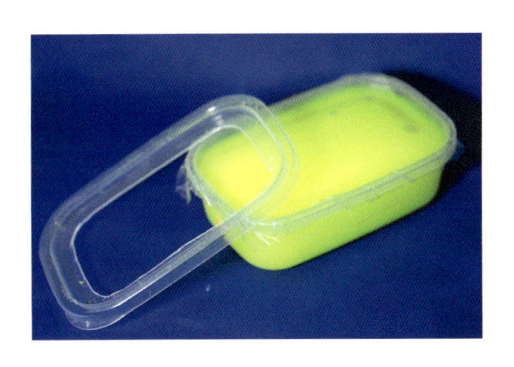

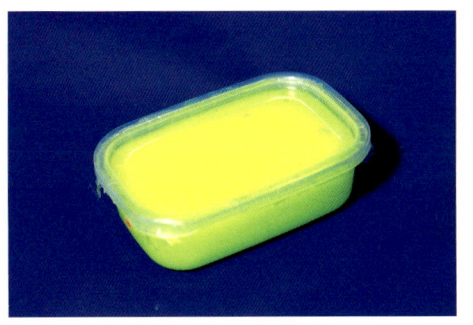

第7章　トレーニング用教材の作成法

4　δガイド

材料　・帯状に切ったクリアーファイル

作成法

折り目をつけて直角三角形を作成し，青：10mm ごとに目盛りを付ける．

赤：14mm, 19mm, 28mm にそれぞれ D20mm, D15mm, D10mm と記載．

超音波画面上の針先が現れる深さが，20mm，15mm，10mm に対応する．

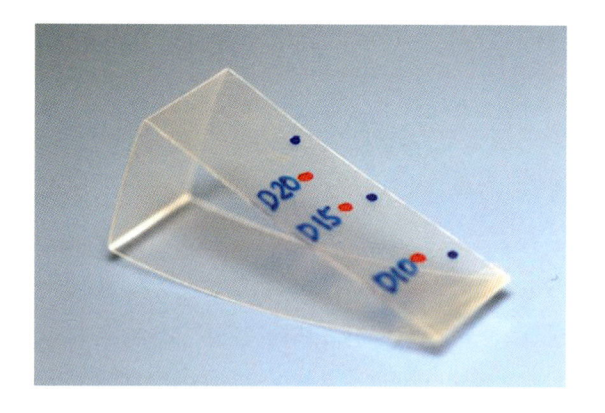

■文献

1) Braner DA, Lai S, Eman S, Tegtmeyer K. Central Venous Catheterization – Subclavian Vein. N Engl J Med. 2007; 357: e26.

2) 須加原一博, 編集, 徳嶺譲芳, 著. 超音波ガイド下中心静脈穿刺法マニュアル. 東京: 総合医学社; 2007.

3) Stone MB, Nagdev A, Murphy MC, Sisson CA. Ultrasound detection of guidewire position during central venous catheterization. Am J Emergency Medicine. 2010; 28: 82–4.

4) Kim MC, Kim KS, Choi YK, Kim DS, Kwon MI, Sung JK, Moon JY, Kang JM. An estimation of right – and left – sided central venous catheter insertion depth using measurement of surface landmarks along the course of central veins. Anesth Analg 2011.

―謝 辞―

　群馬大学CVCインストラクター代表者会議のメンバーにはCVCセミナーを通じて有益な情報をいただきました．また3D画像の作成には日高病院放射線部の全面的なご協力をいただきました．ここに深謝申し上げます．

著 者

らくらくマスター2
超音波ガイド下中心静脈カテーテル挿入
トレーニング　　　　　　　　　　　ⓒ

発　行	2011年9月15日　1版1刷	
監修者	桑野博行（くわの ひろゆき）	
著　者	浅尾高行（あさお たかゆき）	
発行者	株式会社　中外医学社	
	代表取締役　青木　滋	
	〒162-0805　東京都新宿区矢来町62	
	電　話　（03）3268-2701（代）	
	振替口座　00190-1-98814番	

印刷・製本／横山印刷（株）　　＜KS・KF＞
ISBN978-4-498-05106-5　　　　Printed in Japan

JCOPY ＜（株）出版者著作権管理機構　委託出版物＞
本書の無断複写は著作権法上での例外を除き禁じられています．
複写される場合は，そのつど事前に，（社）出版者著作権管理機構
（電話 03-3513-6969，FAX 03-3513-6979, e-mail: info@jcopy.
or.jp）の許諾を得てください．